薄荷实验
Think As The Natives

目录

图书在版编目（CIP）数据

看上去很美：整形美容手术在中国 / 文华著 .— 上海：华东师范大学出版社，2019.

ISBN 978-7-5675-8985-8

Ⅰ. ①看 … Ⅱ. ①文 … Ⅲ. ①美容术—社会影响—社会调查—中国—现代 Ⅳ. ① R622 ② D668

中国版本图书馆 CIP 数据核字（2019）第 059461 号

看上去很美：整形美容手术在中国

著　　者　文　华
译　　者　刘　月
策划编辑　顾晓清
项目编辑　李泽坤
装帧设计　周伟伟

出版发行　华东师范大学出版社
社　　址　上海市中山北路 3663 号　邮编　200062
网　　址　www.ecnupress.com.cn
邮购电话　021－62869887
网　　店　http://hdsdcbs.tmall.com/

印 刷 者　苏州工业园区美柯乐制版印务有限公司
开　　本　890 × 1240　32 开
印　　张　8.75
字　　数　199 千字
版　　次　2019 年 4 月第 1 版
印　　次　2019 年 4 月第 1 次
书　　号　ISBN 978-7-5675-8985-8/C.266
定　　价　49.80 元

出 版 人　王　焰

（如发现本版图书有印订质量问题，请寄回本社市场部调换或电话 021-62865537 联系）

看上去很美

整形美容手术在中国

Cosmetic
Surgery
in
China

文华 著 刘月 译

Buying Beauty

华东师范大学出版社

导言

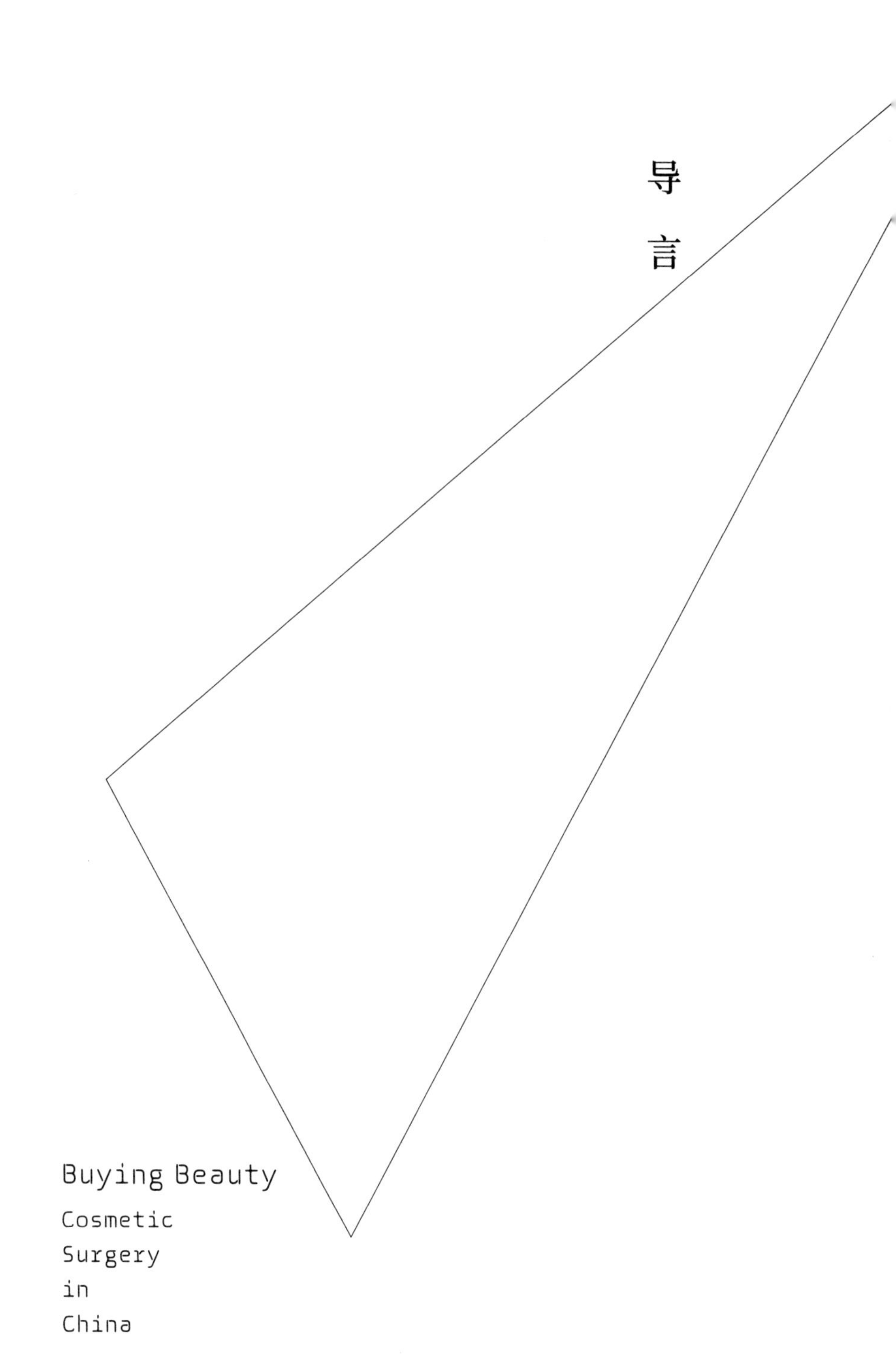

Buying Beauty
Cosmetic
Surgery
in
China

上帝给了你一张脸，你却自己造就了另一张。

——莎士比亚《哈姆雷特》第三幕第一场

引　言

2004年12月，在一次随意交谈中，一位德国朋友问我："你看到英国广播公司（BBC）报道中国'人造美女选美大赛'的新闻了吗？据说一位60多岁的老太太和一个变性人也参加了，太不可思议了！中国发生了什么？"我无言以对。朋友的震惊态度，映射了当今中国的真实情况和外部形象之间的脱节——中国人正在用包括整形美容手术在内的一切方式自由地追求美丽，而国外的人们对中国的印象可能还停留在"一个压制对美的追求的社会主义国家"。正是这种脱节引发了我对人造美女选美大赛和空前繁荣的中国整形美容业的好奇，也启发我开始了相关研究，因而才有了这本书。

人造美女选美大赛于2004年12月在北京举行。据说，这个比赛的想法诞生，是在18岁的女孩杨媛因曾经整形美容而被取消2004年环球小姐中国大赛参赛资格之后。2004年2月，杨媛在北京一家整形美容医院花了11万元，一共做了11项手术，包括隆鼻术、隆颞术[1]、隆颏术[2]、下颌角去除术[3]、重睑术[4]、上下唇再造术、畸齿矫正术等等。杨媛还决定在手术后参加2004年北京赛区的环球小姐中国大赛，她计算好了手术时间，以保证在5月的首轮比赛前能够恢复。手术非常成功，杨媛顺利闯过了比赛的第一轮和第二轮，成为 30 名决赛选手之一。然而，正当她为决赛做准备时，却收到了组委会取消她参赛资格的通知，原因是她是一位“人造美女”。因为整形美容医院用了杨媛手术前后的对比照片做广告，而她本人也并没有试图隐藏，所以组委会得知了这件事。出于愤怒和失望，杨媛决定捍卫自己的参赛权，因为赛制并没有反对整形手术的规定。2004 年 6 月 1 日，杨媛提起诉讼，控诉组委会取消她的参赛资格、对她使用歧视性语言(“人造美女”)是侵权行为，要求组委会公开道歉。另外，她还争辩道，组委会在比赛规则中并没有提到禁止整形美容者参赛。2004 年 7 月 20 日，北京市东城区人民法院作出判决，裁定杨媛起诉选美大赛组委会侵犯其权利和尊严一案理由不充分，驳回诉讼请求。

虽然杨媛输掉了官司，这件事却被中国媒体广泛报道，她也因此出名，很多报纸和杂志上都登有她的故事和照片。几个月后，她出版自传《我就是人造美女》，并且成为给她做手术的那家整形美容医院的“形象大使”。此外，更让人吃惊的是，曾经取消杨媛比赛资格的环球小姐中国大赛组委会不久后宣布，他们会专门为做过整形美容手术的女性新办一个选美比赛。就这样，2004 年 12 月，人造美女选美大赛在北京拉开帷幕，共有 19 位选手参赛，年纪从 17 岁到 62 岁不等，每人都有医生开具的表示她们曾接受整形美容手术的证明。可想而知，这次选美比赛的赞助商中不乏整形美容医院和手术用品制造商。2004 年 12 月 18 日，22 岁的女学生冯倩力压其他 18 位选手，成为中国首届人造美女选美大赛冠军。而两位备受瞩目的选手——年龄最大的刘玉兰（62 岁）和变性人刘晓晶则共同获得了最佳新闻印象奖。

最开始从德国朋友那里听说杨媛和人造美女选美大赛时，我感到既不可思议又困惑不解。以前，我几乎没怎么听到过有关整形美容的事，但是从 2003 年开始，关于整形美容的报道大量增加。这股新潮流似乎是由一个年轻的中国姑娘、被国内外媒体称为中国第一位“人造美女”的郝璐璐引起的。不管打开报纸、网页还是电视机，都能看到一大批关于中国“人造美女”的报道。一方面，有些报道体现的是做整形美容手术的女性终于能勇敢地追求美丽、把握对自己身体的掌控权，这是在改革开放前不敢想象的事；另一方面，也有报道披露大量女性因整形美容手术失败而毁容甚至死亡。很多媒体报道称，过去十年间中国至少有 20 万人因整形美容手术而毁容（Weaver，2003）。最典型的报道案例是关于有些做过隆胸手术的女性，她们因为注射了一种叫亲水性聚丙烯酰胺凝胶的化学物质而发生感染、胸部损形。

看到这些中国“人造美女”的故事，我不禁想，为什么明明有这么多关于手术的副作用和危险的报道，却还有越来越多的中国女性愿意接受整形美容手术？她们是谁？为什么她们会这么在意自己的外貌，甚至不惜为此动手术？她们想要做哪些手术？如果整形美容手术真的改变了她们的生活，又是怎样的改变？更广泛地说，我想知道为什么整形美容手术会突然在中国流行起来，就在几十年前这个国家还有许多人将对美的追求看作是一种堕落的追求。我们应该如何解释短短数十载间，这种从中山装到追求华丽外表的转变？简言之，正如我德国朋友的发问："中国发生了什么？"在本书中，我将尝试回答这个问题。

以整形美容手术为研究重点

首先，请允许我对两个关键词"整形美容手术"和"人造美女"进行解释。人们有时候会互换使用"整形手术"（plastic surgery）和"整形美容手术"（cosmetic surgery）两种说法，但实际上两者有重要区别。一般来说，整形手术既包括功能修复手术，也包括外形上的提升，但更多还是用来指前者。根据美国整形美容外科研究院（AACS）的定义，整形手术是一门外科专业，专门用于修复因先天失常、外伤、烧伤、疾病等导致的面部和身体缺陷；而整形美容手术则是一门附属专业，仅限于通过手术和医学方法提升外貌[5]。整形手术（整复手术）是治疗需要，而整形美容手术（美容手术）则完全是可选项，其作用仅仅是改良人的外貌。"Plastic surgery"对应的中文翻译是"整形手术"，既包含了"整复手术"（reconstructive surgery）也含有"整形美容手术"（cosmetic surgery）的意思。本书中整形手术一词是广义用法，涵盖了上述两种领域的手术实践；整复手术和整形美容手术则分别指代两个领域；本书重点研究整形美容手术。

另外一个需要说明的关键词是"人造美女"，指通过整形美容手术提升了自己外貌的女性。“人造美女”是一个新名词，从2003开始流行起来。近年来这个词在中国媒体报道中屡屡出现，反映了中国整形美容行业的空前繁荣。“人造美女”，即选择通过整形美容手术提升外貌的女性，是本书研究的重点。虽然此次研究的调查对象都是中国女性，但这并不意味着男性中没有人做整形美容手术。事实上，整形美容手术不再是女性专属行为，近年来中国男性也开始涉足这个领域。不过，在接受整形美容手术的人中，女性仍然占绝大多数。由于我所做的田野调查的局限性，本书将只讨论中国“人造美女”，将中国男性通过手术进行的身体改造和整形美容手术的性别参与比较研究留待以后。

再回到杨媛和人造美女选美大赛。选择这次人造美女大赛作为讨论的起点，是因为有关这件事的报道引发了一些有趣的辩论。近年来大众媒体一直青睐选美大赛和中国整形美容行业，所以当两者绑到一起，事件引发媒体密集报道和全球广泛关注也就不足为奇了。这些报道体现了三种看待问题的视角。其中之一来自把做整形美容手术看作是她们的“权利”和“解放”的女性。比如，当被问到为什么提起诉讼、要求选美大赛组委会公开道歉时，杨媛说，“我只是想要回属于我的权利……我希望将来我们这类人在社会中能有立足之地”（Yardley，2004）。人造美女选美大赛中两位广受媒体关注的选手也有类似说法（Ang，2004；BBC，2004）。其中一位是年纪最大的选手刘玉兰，她看起来“至少比62岁的真实年龄年轻10岁”（Ang，2004），她将自己的年轻面容归功于拉皮手术和眼睑整容术。她告诉媒体，“以前，我都不敢想象有地方能让衰老的人变年轻，让难看的人变漂亮”（BBC，2004）。她说参加比赛不是为了得奖，而是想向自己和周围的人展示她重拾的自信。刘玉兰说，“我想向社会传达一个讯息——对美的追求是没有年龄之分的”（BBC，2004）。媒体重点报道的另一位参赛选手是21岁的刘晓晶，她做了眉毛、鼻子和脸部轮廓手术。比赛过程中，她被爆出直到三年前还是一位男性。她说之所以没有告诉组委会她是变性人，是因为没有人问过她，如果组委会要取消她的参赛资格，她会通过法律途径寻求公正。“变美是每个人的愿望……我现在从法律上说已经是一个女人，这次比赛是我女性生涯正式迈出的第一步……是我人生中的一个转折点”（Ang，2004）。

显然，杨媛、刘玉兰、刘晓晶都强烈认为她们有权利追求美丽、青春和女性气质，有权利以整形美容的方式购买美丽和青春，表达自我意识。当通过整形美容手术实现梦想的时候，她们似乎超越了年龄、性别和外貌的界限，她们的身体不再象征注定不可变更的命运，而是变成了灵活的资产。她们似乎把自己的身体当成一个原材料的集合体，可以利用这些材料塑造真正的自我。这种观点将改造身体看作是获得自主权和自我决策权的一种方法，使其合理化，并将一些女性改造身体的愿望解释为解放自我的渴望。不过我们也看到，因为这次高调的诉讼案，杨媛做手术的整形美容医院和选美大赛的组委会得到了宣传，就在几个月后，同一组织方举办了人造美女选美大赛。从这个意义上来说，杨媛通过整形美容和诉讼表达的个人自由和主体性，对整形美容医院和选美大赛组委会而言实际上起到了一种营销策略的作用。

不难想到，有一些中国学者提出批评意见，认为女性做整形美容手术是对男性凝视的屈服（*China Daily*，2004b），这种批评与某些女权运动者的论点一致。很多女性主义者都主张，女性做整形美容手术是对男性主导的审美观的屈服，而整形美容手术只是一种对女性身体进行殖民的手段（Morgan，1991），是男权和资本市场合谋打造出的“美貌的神话”（Wolf，1991）。所以，本书中我将重点关注的第一个问题是：接受整形美容手术的女性，在何种程度上是男权和资本市场构造出的“美貌的神话”的被动受害者，又在何种程度上是通过掌控自己身体，实现自我意识的行动者呢？作者将研究解放的话语和征服的话语之间的差异，两者都与最近中国人通过整形美容手术改造身体的实践相关。

另一种看待整形美容手术的视角来自中国国有媒体，即用“进化”或“市场化”的论述来描绘这种现象。关于整形美容手术的大受欢迎，一种典型的报道方式是声称随着中国人民生活水平的提高，中国女性越来越关注自己的外貌和身材，例如“随着社会经济的快速发展，人们变得更加富足，有更多的钱去追求美丽。所以，这股人造美女热潮几乎是不可避免的，正如这次专为这类女性所举办的比赛”（*China Daily*,2004c），和“随着人们变得更加富裕、更加在意他们的外表，中国的整形手术也迅猛发展”（*China Daily*，2004b）。这种说法认为，对美的需求日益增加是中国经济增长的结果。换言之，人们的外貌和身材变成了他们经济条件的产物。

当美丽的脸庞和年轻的身材可以轻易用钱买到时，毫无疑问，过去 20 年来，一场被广泛承认的“消费革命”（Davis，2000）已经在全球人口最多的国家上演。然而，对美的追求仅仅是经济繁荣的一种象征吗？女性花钱做整形美容手术时，追求的除了美丽脸庞和年轻身材，还有美丽外表和个人身体行为所包含的象征意义。追求美丽不能被简单解读为经济繁荣的产物。整形美容手术是一个有关消费者选择的问题，但也涉及到资本市场对个人生活最私密的领域——身体的控制。这就要求我们分析资本市场作为新的权力形式对女性身体的控制。中国市场已深深地形塑了国人的身体观和审美观。但仅是市场，并不足以解释人们关于什么是美、什么是丑的观念的形成的原因。市场虽然是消费者的一个选择，但不能脱离国家对个人身体的管理和表现的控制作用。这就要求我们研究国家权力在引导或控制“美容经济”中所发挥的作用，所以作者要探讨的第二个问题是：当美变成一种可以购买的商品，改造身体成为一种消费选择时，市场通过对身体的商业性改造，在多大程度上控制了个人生活？而国家为了在规训和塑造女性身体管理中发挥重要作用，又在多大程度上与市场协商合作呢？本书将研究整形美容手术对女性身体形象的重塑，与改革开放后国家权力和市场力量的重构之间的复杂关系。

媒体提供了看待这个问题的第三个视角。有记者强调，参赛者热衷于做双眼皮手术和改变其他特征，使自己接近“白种人”长相。的确，双眼皮手术已经成了包括中国在内的亚洲地区需求量最大的整形美容手术之一。他们有时候将整形美容手术看成是中国审美标准“西方化”[6]的一个标志。例如，一位《泰晤士报》记者评论中国第一位人造美女冠军冯倩说：“整形美容手术给了她西式‘双眼皮’，将她的脸雕刻成心形，抽脂术则让她变得苗条。”（Coonan，2004）

虽然中国女性喜欢白种人面孔的一些特征，但中国似乎也形成了一套更有自己文化特征的审美标准。不可否认，眼下整形美容行业在一个受到西方审美标准极大影响的氛围中繁荣发展。但是，中国女性对于“双眼皮”、“大眼睛”、“高鼻梁”、“丰满的胸”和“白皮肤”的热衷与西方界定美女的标准可能并不完全吻合。逐渐成型的中国审美标准可能并非简单模仿“白人美的全球标准”（Kawazoe，2004；另见 Miller，2006）。所以，我要讨论的第三个问题是：在全球化时代，中国的审美标准和实践在多大程度上受到了全球化力量——比如无处不在的英美审美理想——的影响？中国女性对美的认知和身体实践又在多大程度上呈现了中国历史和社会文化背景下的特殊含义？简言之，这本书将研究全球化时代，在审美标准以及求美实践方面，同质化与异质化趋势间的张力。

本书将主要探讨在塑造中国女性对美丽外表的认知和通过改造身体追求美的实践中，市场、国家和全球化起到的作用。作者以当代中国女性通过整形美容进行的身体改造为视角，探索女性身体形象的重塑、个人身份的重建、改革开放后全球消费主义浪潮下国家权力和市场力量的重构三者间的关系。

美和女性身体形象在中国

当然，整形美容手术并非是中国女性的专属行为，但随着中国在短短几十年间从改革开放之前的计划经济转变为改革开放后的市场经济，整形美容手术在中国的意义和蕴涵就非常值得研究了。考虑到这一点，我将回顾一些此前关于美和女性身体形象在中国的研究。

虽然已经有学者做了很多关于西方国家的整形美容手术历史、文化（Blum，2003；Gilman，1999；Haiken，1997）以及其女性参与整形美容情况的研究，但关于中国整形美容手术的研究却几乎为零。在中国学术期刊为数不多的探讨整形美容手术的文章中，给出的主要是主流女性主义框架下的分析。中国学者大多数将做整形美容手术的女性看作是男权社会和消费主义的受害者（丁少彦，2006；Jiang，2004；龙鸿祥、刘嘉，2006；唐静文，2005；王砚蒙，2005；张敏，2004）。在对选美比赛、美容行业、瘦身文化和广告的研究中也可以看到类似的观点，批评美容和装扮身体是女性对男权审美体系和资本市场消费文化的屈服（姜秀花，2003；徐敏、钱宵峰，2002；薛玉香，2005；杨雪云，2005；杨书，2005；章立明，2001）。

与这些中国学者的视角不同，包苏珊（Brownell，2005）将中国的整形美容手术与西方影响、民族主义联系起来研究，包苏珊剖析了文化和政治内涵如何被嫁接到整形美容手术实践上。具体来说，包苏珊通过聚焦双眼皮手术案例，讨论中国整形美容医生如何声称他们的技术优于西方同行，以及中国人如何断言双眼皮并非对西方标准的模仿，而是中国审美标准的一个基本特征。她对中国整形美容手术的研究，展示了本土含义可以怎样改造和渗透跨越国界的普遍行为。

在整形美容手术这个话题上，关注中国女性审美标准的政治学很重要。文洁华教授（Man，2000）的历史研究表明，中国文化中的女性美概念来自于儒、道两家传统。通过查阅道家和儒家经典文本，文洁华指出，道家学说强调女性的身体美和性吸引力，而儒家观念中则强调她们的伦理德性。文教授表示，虽然看起来矛盾，但中国传统中女性美的概念既包括外在的性层面，也包括内在的道德层面。她还讨论了改革开放前中国的女性美概念：美不在于外表，而是植根于内在美德，由革命和爱国言论定义。直到20世纪70年代后期，这种情况才有所转变。伴随着中国的改革开放，国际时尚潮流和审美标准也渗透到中国的女性美概念中来。文洁华进一步提出，“时尚和外表变成了身份和等级的必要象征”（Man，2000：190），时尚和美容产品消费变成了改变个人身份的途径。文洁华总结，中国女性虽然看起来是在自由自信地追求对新面貌的渴望，但实际上可能被时尚行业所束缚着，“只是以一种新的形式重复过去对身体的约束”（Man，2000：194）。

如果说文洁华对中国传统中美的概念的研究提醒我们，女性审美标准是一种特殊的“文化、社会、历史产物”（Man，2000：189），那么高云翔（Gao，2006）对20世纪30年代“健美”风潮的研究，则很好地展现了特殊历史和社会背景下某种审美标准的形成。高云翔重点研究了在20世纪30年代中国的“民族危机”中，“健美”这一审美概念的产生。他说，在20世纪30年代内忧外患的环境中，增强身体素质成了中国民族建设工程的一部分。因此，国民政府采取法律和行政手段推动“体育”发展，并鼓励女性参与其中、让自己变得强壮。这样，在“体育”的影响下，西方对“健康”和“美丽”的表述，翻译到中国本土论述中就是“健美”。通过研究1931—1937年间发行的上海周刊《玲珑》，高云翔指出，当时关于解放女性应有怎样的外表和行为，媒体的陈述中体现出巨大的观念转变，它们在中国的城市女性中推崇“健美”这一新的审美时尚，即健康女性的强壮美。高云翔的研究说明，为使濒危的国家变成一个强国，女性身体被重塑，其健康程度和外在形象都发生了改变，女性气质的内涵也被重新定义。

考虑到个人身体和国家形象互相体现、彼此影响，很多学者都强调中国的独立国地位与国人的物质身体之间的关系（Brownell，1995，1998—99；Li Shiqiao，2006；Morris，2000）。包苏珊（Brownell，1995）注意到，在19世纪与西方的接触中和社会达尔文主义的影响下，体育活动的意义从培养道德人格的途径，变成了衡量民族健康与强壮的方法。身体，尤其是女性身体，成为了解中国现代化的一个有用站点。正如贺萧所说，“在20世纪的中国，女性是人们想象现代化的一个场所，通常出现在关于危机的话语中”（Hershatter，2004：1028）。

包苏珊注意到了改革开放之后以女运动员和时装模特为代表，女性身体对于民族的重要性。以女运动员和时装模特为例，包苏珊分析了20世纪80年代到90年代中国身体文化的变化[7]

（Brownell，1998—99：37）。在20世纪80年代，以国家女排队的英雄们为代表，女运动员们代表着国家形象，官方媒体着力强调她们服从命令、能吃苦耐劳、能忍受身体上的苦痛。包苏珊指出，这种女运动员形象，符合中国近百年来的女性顺从吃苦、重男轻女的形象。包苏珊还说，90年代中国的时装模特也和女运动员一样，代表的是官方话语。但是与难辨雌雄的女运动员形象不同，时装模特性别特征明显、商业化的形象代表了中国的现代化进程。而且，通过研究有关“中国人的本质是什么”的公开辩论，以及“传统东方美”（椭圆脸、弯眉、长发、眼神忧郁、举止克制）和以1995年北京一场中国超模比赛中获胜选手为代表的“西方”长相（短发、直接自信的眼神、充满活力的动作）间的符号区别，布劳内尔描述了在身体文化方面，“新本土文化主义的民族主义”和全球资本市场间逐渐显现的冲突。

随着改革开放前男性化、英雄化的“同志姐妹”（Evans，1999）形象被娇柔的、迷人的消费者女性形象所取代（Evans，2000；Hooper，1994、1998；Li，1998），近年来在中国有很明显的女性身体性别化（sexualization）、商品化趋势（Brownell，2001；Schein，1994；Yang，1999；Xu and Feiner，2007）。以时尚圈为具体研究对象，李晓萍（Li，1998）观察了中国社会现代化与改革开放后的身体装扮实践之间的联系。她提出，“现代化改变了很多女性的生活，同时也重塑了中国人的身体”（Li，1998：71）。李晓萍指出，变化的时尚和装扮方式形成了新的审美标准和女性气质，为中国女性提供了新的模范形象。因此，代表着美的终极原型的时尚模特，催生了包括化妆品行业、美容院和整形美容行业在内的美容业（Li，1998：80）。李晓萍还说，改革开放后时尚意识的出现，反映了中国人在追求目标上的重要变化和逐渐增强的与国际社会接轨的意识。根据这种叙述，"新的"、"现代女性"的形象是中国现代化的证明。正如李晓萍所说，"从一开始，中国的现代化就包括'新女性'或者'现代女性'的建设"（Li，1998：71）。她还关注时尚和审美观的变迁中体现出的西方/全球与中国/本土力量的相互作用。她总结道，时尚的变化和"现代女性"形象的重塑，揭示了全球化和本土力量在身体表现领域的汇聚："正是这种合力，使女性身体成了男性主义、党派政治和消费资本市场的舞台"（Li，1998：86—86）。

正如李晓萍所证明的那样，国家控制的放松和消费文化的增长，促进了改革开放后的中国对女性气质的重新定义和"现代中国女性"的重建。分析女性身体和她们的日常生活，是理解中国现代化的一个有力切入点。罗丽莎（Rofel，1999）对中国女性现代化的文化政治进行了深刻讨论。根据对杭州一家丝绸厂里三个不同年代的女性生活的观察，她提出，不能把中国对现代化的追求仅仅看作是西方启蒙价值观的普及。这三代中国女性对现代化的憧憬、追求和体验是不一样的。罗丽莎说，最年长的那一代20世纪50年代来到厂里上班，通过工作成绩建立她们的身份，认为她们自己是被革命解放的女性，是革命让她们可以参加工作。第二个年代的女性，深受完全打破性别差异的文化大革命思想的影响，学到的是权威政治，通过挑战工厂干部的权力来实现她们自己的身份认同。改革开放后的第三代女性，代表当代一种追求女性天然气质的意识，她们用身体定义自己。罗丽莎注意到，在改革开放后的中国，国家通过计划生育参与生育行为与传统性别角色的重新建立。年轻一代的女性重新对身体形象、性（sexuality）和女性气质感兴趣，也受到市场因素的影响。就像罗丽莎的研究中展现的那样，三代女性不同的身份认同和经历，说明中国的现代化追求，在不同生活世界的女性中体现出的是流动的、不连续的、异质的，甚至是矛盾的进程。罗丽莎的研究让我们看到，女性身体如何成为中国人想象和体现国家现代化的场所。

在理解女性做整形美容手术的原因时，婚姻是一个重要维度。有学者研究了中国历史上的婚姻，以及婚姻与社会、政治、经济和长期以来的性别不平等之间复杂的相互作用（Watson and Rubie，1991）。随着 20 世纪 70 年代末社会风气开始趋向自由，中国女性的日常生活发生了巨大变化，改革开放之后的中国社会，有关性生活、爱情和婚姻的准则和看法也迅速变化（Evans，1997；Farquhar，2002；Farrer，2002；Tam，1996；Yan，2003）。冯珠娣（Farquhar，2002）研究了“肉体生活”在食物和性方面的日常体验，以及改革开放后中国出现的关于具身享受的新观念。虽然人们经常认为，在改革开放后的中国，食、色方面相对较新的放纵享乐形式，是“自然的”渴望从以往的压抑和禁欲主义下解放出来的结果，但冯珠娣认为，在改革开放后的中国，有关肉体享受的偏好和渴望从来都没有完全脱离政治。冯珠娣认为，改革时期无所不在的民族主义，使得建国初期的思想遗产仍旧停留在人们的日常生活和身体习惯中。她的研究说明，经济改革不一定意味着国家从人们的日常生活中的撤离。但是，虽然我们应该意识到冯珠娣所说的国家在影响人们肉体享受方面继续发挥的重要作用，她却有可能高估了改革年代民族主义的影响力。正如陈志明评论的那样（Tan，2002：14），"将改革时代的中国人描绘成民族主义者，或是坚持在中国人食色相关的具身行为中寻找'民族寓意'，是一种误导"。

和冯珠娣相似，艾华（Evans，1997）通过研究证明，在改革开放前后的中国，性行为一直是国家干预的专门目标。在对1949年到20世纪90年代性别规范和女性性行为的研究中，艾华（Evans，1997）仔细考察了国家在塑造不同的女性性行为话语中扮演的角色，提出女性的性（sexuality）一直以来都被当成规范性行为和社会行为的教育场所。随着20世纪80年代以来社会和经济改革的市场化发展，性禁忌和对性行为的否定迅速被性本能的爆发和对性快感的渴望所取代（Evans，1997；Farquhar，2002）。与性有关的变化体现在很多方面，一个显著的变化就是大众媒体上女性情色形象的泛滥，以及中国女性对自身外貌和性吸引力的日益关注（Evans，1997）。而且，在建国后废除妾制几十年后的今天，出现了一股"性解放"的暗流，导致了婚外性关系的增加和妾制的卷土重来。近年来，在中国有钱和有权人中，养情人和"二奶"已经成为普遍泛滥的现象（Lang and Smart，2002；Tam，1996）。20世纪80年代以来卖淫在中国的重新出现，也证实了中国人性实践的变化（Evans，1997；Jeffreys，2004；Zheng，2004）[8]。随着婚外性行为越来越常见，中国出现了一种新的性文化，强调有吸引力、性化（sexualized）的女性形象，消费性感女性身体。这些对中国的性的研究说明，随着有关性的新理念和行为模式的出现，女性和性的形象发生了巨大变化。

从以上综述可以看出，学者们将女性身体形象和性别化的身体（gendered body）放在中国的文化和政治环境中研究，做了重要工作。虽然切入点不同，但他们都注意到美丽而迷人的年轻女性被用来描绘中国的国家现代化（Brownell，1998—99、2001；Farquhar，2002；Li，1998；Schein，1994；Zhang，2001）。这些研究说明，现代化、民族主义和消费主义，是考察改革开放后中国女性的审美认知和整形美容手术实践的重要视角。正如高云翔所说，“女性身体——其意义和所有权，是长期以来民族主义和女性主义论述关于现代中国女性气质争议的一个标记”（Gao，2006：546）。

研究方法和田野调查

本书以田野调查为基础，调查时间为 2006 年 8 月至 2007 年 7 月。在那之前，2005 年 8 月我也曾在北京做过为期一个月的初步研究。之所以选择北京作为调查地，因为它是中国的政治、文化、教育和医学中心。2003 和 2004 年，一些有影响力的事件，比如中国第一位“人造美女”的出现和首届专为整容女性而办的选美比赛，都发生在北京。这些事件体现了北京在中国整形美容行业中的重要性。在调查中，我采用了参与式观察、深度访谈、半结构化访谈和文本分析的方法。[9]

在北京这样的大城市开展田野调查是个很大的挑战，尤其是在话题敏感又涉及商业机密和个人隐私的情况下。一开始我很难找到途径，被医生和做整形美容手术的女性拒绝后，有时也会感到沮丧。当我试图和私人整形美容诊所的老板或者医生讨论一些敏感问题时，也经常被当成“间谍”。在这种情况下，我在北京的社交网络发挥了宝贵作用，帮我找到了调查整形美容手术的地方。通过调动各种各样的社交关系，我认识了三位北京整形美容行业的“看门人”（gatekeeper），他们在业内有着强大人脉。与他们结交为我接近整形美容诊所 / 医院和做整形美容手术的女性提供了极大帮助。通过滚雪球抽样法，我试图联系到尽可能多的受访者，并从中确认了几位关键信息提供者。

郝璐璐，2003 年以来备受国内外媒体关注的中国首位“人造美女”，是最重要的看门人之一。在 2005 年 7 月进行初步研究时，我通过一位朋友介绍认识了郝璐璐。我经常和她待在一起，因而能深入观察她的生活。有时，我会协助她完成报纸采访和电视脱口秀节目，还会陪她参加一些商业活动。因为她是中国整形美容业的名人，所以慢慢地她的社交关系帮助我进入了整形美容业的圈子。通过郝璐璐介绍，我访谈了一些整形美容医生和一些做整形美容手术的女性。而且，因为 2006—2007 年郝璐璐是整形美容手术电视真人秀《灰姑娘与天鹅》的节目主持人，所以我能够观察到山东齐鲁电视台这档真人秀节目的制作过程。在郝璐璐的帮助下，我参观了节目中的整形美容医院，采访了决赛选手，与节目协调人和整形美容医生进行了谈话，观摩了一台手术和几集节目的制作。

通过郝璐璐介绍，2006 年 12 月我认识了李女士，她是北京整形美容行业圈里一位知名顾问和经理人。2007 年 1 月，李女士受一家私人整形美容诊所邀请，为员工开设整形美容咨询的培训课程，我担任她的临时助手。期间，我得以与诊所的老板、护士、顾客和医生谈话，这为我提供了一个近距离观察整形美容行业的好机会。

2005 年夏天，我认识了史女士，她在北京的整形美容业圈子里人脉很广。上个世纪 80 年代以来，她接受过各种不同的整形美容手术。到我开展田野工作的时候，她已经在北京拥有一家整形美容医院，我经常去拜访，以便观察这个行业的变化。史女士为我提供了有用信息，让我观察她医院的整形美容手术咨询过程并介绍受访者，对我帮助很大。

为更好地观察整形美容行业，我在调查中也走访了一些整形诊所、医院和美容院。2006—2007 年间，北京共有 300 家左右整形诊所和医院，大致可以分为三类：军队的、公立的和私人的。我走访了其中 42 家，包括 3 家军队医院、6 家公立医院 / 诊所、32 家私人医院 / 诊所以及 1 家合资医院。在调查这些医院时，我有时会装成顾客，以便了解医院和诊所用来劝说人们接受整形美容手术的策略，比较不同整形美容医院和诊所各类整形美容手术的价格，并且总结这些公立或私人医院和诊所之间的主要区别。在医院和诊所的候诊室、病房里，我观察周围的顾客并与她们攀谈，倾听她们的经历、悲伤、以及对曾经做过或即将要做的手术的看法，并且进一步采访了其中一些女性[10]。我还走访了12家美容院，了解他们如何非法进行整形美容手术。而且，为了深入观察其中一些美容院，我还参加了几个面部美容项目和一个减肥疗程，借机与美容顾问和其他顾客就各种有关美和身体的话题进行交流。

在田野调查中，我尤其注重“倾听女性”的陈述（Davis，1995）。通过上述不同方法，我一共采访了58位女性，并将其中一些定位为关键信息提供者，通过面对面交流、打电话、网上发信息等方式和她们频繁对话。受访者有三分之二来自北京，其他人则来自上海、重庆、四川、云南、辽宁、黑龙江、山东、贵州、湖北、河南、广东等省市。她们社会背景各不相同，有高中生、大学生、服务员、自由作家、美甲师、整形美容诊所和美容院员工、酒吧歌手、模特、商人、办公室职员、经理、销售代表、市场总监、记者、家庭主妇等。其中有些是事业成功的中产阶级和上层中产阶级女性，其他则是下层社会服务业中没有“体面”工作的女性。受访者年纪在16岁—55岁之间，月收入从大概800元到40000元不等。实际上，因为年龄和收入是偶尔会让受访者感到不适的敏感话题，有时候我无法知道某个人的准确数据。不过，我还是会通过观察和她们对一些问题的回答，间接估计她们的年龄和收入。

为了获得中国整形美容者的整体性统计数据和人口数据，我还采访了一位中国医师协会美容与整形医师分会的官员和六位来自北京不同整形美容诊所和医院的医生。但是，他们都表示无法获得中国整形美容手术市场的准确数据。通过反复核对各种信息来源，我确定，关于中国每年进行的整形美容手术案例数量和人口学特征等问题，的确缺乏准确的官方数据。

因为缺少官方数据，为了对中国女性参与整形美容手术的情况有更宏观的了解，我通过阅读各种文字材料扩展视野，包括报纸、杂志、传记和广告等。因为整形美容手术近年在中国是一个热门话题，国内媒体中能找到很多报道。除了广泛阅读网上的新闻和报告，我在调查期间多次前往中国国家图书馆，查阅各种数据库并阅读了大量的报纸和杂志。我在不同的数据库中通过"整形美容手术"、"人造美女"、"郝璐璐"、"人造美女选美大赛"等关键词搜索 1998—2007 年间中国报纸和杂志中有关整形美容手术的报道[11]。例如，当我在慧科数据库中敲入"整形美容手术"进行关键词搜索时，很容易发现 1998—2007 年间，中国媒体对整形美容手术的报道大量且连续增加（见表 1）[12]。媒体关注度的上升，反映出整形美容手术在中国越来越受欢迎。

为研究女性杂志如何表述有关美和整形美容手术的信息和建议，我阅读了《时尚·伊人》、《世界时装之苑》、《时尚芭莎》、《时尚主妇》、《瑞丽伊人风尚》、《美丽》和《上海风格》等各种光鲜的时尚和生活杂志的中文版。除此以外，我还看了大约 50 档有关整形美容的中国电视节目，其中有脱口秀，有新闻报道，有《焦点访谈》、《每周质量报告》、《新闻 30 分》、《新闻调查》等中国中央电视台（CCTV）的纪录片，还有《灰姑娘与天鹅》、《天使爱美丽》、《看我 72 变》等地方电视台制作的整形美容手术真人秀节目。从这些来源获取的信息将陆续出现在本书中不同地方。

表 1 “慧科搜索”中关键词“整形美容整形手术”的点击量（1998—2007）

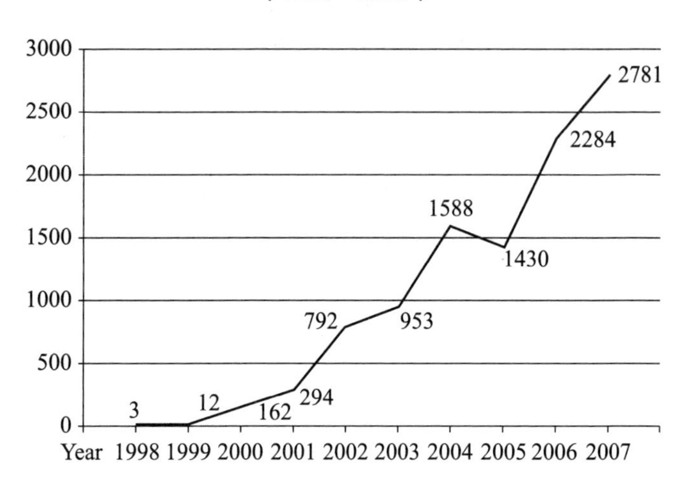

本书结构

本书的正文章节分属不同的主题部分，每章包括两节。第一章是中国整形美容手术的历史和文化背景概述。首先，我将回顾作为一门西方医学专业，整形手术如何从西方传入中国，并先后融入民国时期、中华人民共和国建国后到改革开放前以及当代中国的社会和政治背景。另外，通过详细介绍中国第一位“人造美女”郝璐璐的故事以及围绕她的手术展开的争议，我希望让读者快速而生动地了解到中国蓬勃发展的整形美容行业和女性参与其中的情况。

在第二章中，通过描述受访者身上反映出的女性职场与婚姻生活的变化，我将研究经济和社会变革对女性整形美容的身体实践的影响。针对中国高中生和大学生，尤其是女生，为了在严峻的求职市场中获得优势，在寒暑假期间冲到整形美容诊所和医院改良自己外貌的现象，我将进行讨论。此外，我分析指出，职场和婚姻市场对女性美的沉迷，植根于中国传统的性别规范。通过对一位下岗女性、一位上层中产阶级女性和一位城市农民工女性的民族志案例分析，我将突出强调，在社会权力等级体系中处于不同位置的女性，进行整形美容手术的动机不同。

第三章的重点是，随着中国美容业的繁荣发展，女性外貌的商品化及其深远的社会文化和政治含义。我将探讨媒体如何在制造购买欲望、鼓动人们通过整形美容获得“理想美”方面发挥关键作用，以及消费美丽何以成为了部分中国女性的一种生活方式。通过研究，我会进一步说明，女性身体形象和身体改造实践已经不仅是一种个人认同的体现，而且还成为了一个意识形态竞争的场所，在这里，国家权力和市场力量重组权力结构，形成新的身体管理体制。

第四章从全球化的视角研究中国的审美标准和整形美容手术。以芭比娃娃在中国市场的销量扩张为例，我将分析在无所不在的西方审美标准和消费文化的影响下，全球化进程如何使中国不仅在经济上，而且在文化上也融入了国际市场。此外，我将研究韩国流行文化对中国女性的审美认知和整形美容手术实践的影响，强调全球化的多重方向。通过讨论中国女性对双眼皮、白皮肤的偏爱和追求这些特征的身体行为，我将探究在审美标准全球化和女性通过整形美容追求这些标准的过程中，文化同质化和异质化之间的张力。

最后一章中，我将作出结论：中国社会对整形美容手术日益增长的需求，是多重因素共同作用的产物，包括个人的和社会文化的、微观的和宏观的、国家的和国际的。中国整容女性形象的变化，代表着经历急剧激烈的社会变化后，一个“新的”中国的面貌变迁。

1

第一章 整形美容手术的文化背景

第一节　中国整形手术的文化史

一个世纪前，德国病理学家鲁道夫·菲尔绍（Virchow，1848）提出了他的著名论述："医学是一门社会科学，政治不过是宏大尺度上的医学。"这里将采用菲尔绍的批评视角，解读中国整形手术这门医学专业的文化史。回顾中国整形美容手术的文化史，即探究这门西方医院专业被中国接受的历史和社会条件。整形美容手术如何被引入中国并适应中国？整形美容手术的发展轨迹又是如何被嵌入中国的社会、文化和政治背景中？

医学文化对抗：20 世纪早期西方医学在中国的影响

在西方医学被引入中国之前，强调身体完整性的中医理论和身体哲学不支持手术和人体解剖。因此，从一开始连治愈病体所"必要"的身体伤口都拒绝，到为了美丽外表而心甘情愿让身体接受"不必要"的整形美容手术，发生巨大改变的不仅是中国的医学体系，还有人们关于身体的理念。要理解中国人对手术实践的概念化和对身体的认知的巨大转变，我们首先要解析西医在中国的文化意义。

西医在近代中国被接受的过程并不顺畅，遇到了各种文化、社会和政治方面的困境。因为晚清奉行闭关锁国和抵制西方影响的保护主义，在19世纪中叶以前，西方医学和生理学知识对中国人社会生活的影响微乎其微。西医被中国接受，与满清帝国受到西方先进技术的威胁同步发生。第一次鸦片战争（1840—1842）中，英国人首次展示了他们压倒性的军事优势。随着对西方科学与技术的了解增加，一些受过教育的中国精英发起了一场运用西方技术实现自强的运动，即洋务运动。洋务运动（1861—1895）期间，晚清一些有影响力的官员进行了一系列体制改革，设立使用西方设备的军械厂、造船厂，从而增强中国的军事力量，运动口号是“中学为体，西学为用”。但是，这场运动的重点在制造业和军事技术上，医学则被落在后面。

19世纪早期，基督教传教士最早尝试将西医和解剖学介绍到中国。杨念群说，当时中国人普遍拒绝西医，把西方解剖医学看作是一种巫术，是活体分割。一些地方精英团体利用人们的这种观点，将外国传教士拒之门外（杨念群，2006：50—52）。然而，尽管受到阻力，西医还是很快风靡了中国社会，并且威胁到传统中医的存续。除开展宗教活动以外，西方传教士还在中国建立起诊所、医院和基督教医学院校。在这些早期活动的基础上，1906年英美传教士群体在北京联合成立协和医学堂。1915年，这所学校的所有权被转让给洛克菲勒基金会，随后该机构购买了更多土地，建设了一系列医用建筑。1917年，洛克菲勒基金会建立北京协和医学院（PUMC），这是一所以西方医学原理为基石的医疗机构。北京协和医学院的建立是西方医学科学在中国传播的一座里程碑，最终成为中国最负盛名的医学院和医院，在培养中国整形外科医生方面也发挥了重要作用。

随着西方医学知识在中国的传播，中国精英和知识分子阶层对科学、进步和民主的兴趣也日益增长。西医和解剖学被接受，与近代中国史上的政治运动紧密相关，也使得中国医学系统与西方医学系统发生碰撞，成为不同意识形态互相对抗的缩影。关于手术，杨念群认为，对西方手术和身体解剖的接受是中国历史中的一个政治隐喻。就像在“东亚病夫”这种说法中，病弱的身体被用来影射积弱的国家，通过西医方法治愈身体，也逐渐含有利用西方科学技术建设强大国家的象征意义。正如杨念群所说，“当西医的第一把手术刀切入中国人的身体时，它就变成了一个‘现代性事件’”（杨念群，2006：2）。

向西方学习：中国整形外科的出现

整形手术在 20 世纪初从西方传到中国。中国第一代整形医生大多接受的是美国大学或者在华美国外科医生的培训。这里，我将简要介绍中国整形外科专业的建立中一些最重要的中西方外科医生。

在中国整形外科发展早期，杰罗姆·P. 韦伯斯特医生（Jerome P. Webster，1888—1974），一位美国整形手术先锋，扮演了重要角色。韦伯斯特是美国整形外科教育的创建人之一，1931 年在哥伦比亚长老会医学中心设立了第一个整形外科。1921—1926 年，韦伯斯特在北京协和医学院教授普通外科，是第一个住院外科医生，后来成为了协和医院的外科副教授（Foo，

2006）。韦伯斯特和他在协和医学院的同事们为中国的外科专业奠定了基础（Lu，1982：273）。除了教书和做普通外科手术，从20世纪20年代起，韦伯斯特和张先林、董秉齐等协和医院的中国外科医生还进行了一些面部整形手术，这是中国最早的整复手术案例（张涤生，2005：插页）。张先林1929年获得纽约大学医学学位，在韦伯斯特医生的指导下学习了整形外科（张涤生，2005：34）。董秉齐则是在圣路易斯的布莱尔医生（Dr. Blair）和布朗医生（Dr. Brown）的教导下学习了整形外科。1934年董秉齐回到中国后，在上海和成都教授外科。抗日战争期间（1937—1945），他也做了一些面部手术。1948年韦伯斯特再次来到中国，在上海为来自不同医学院和省份的学生开设了短暂的整复外科课程。虽然整形外科在当时没有得到良好发展，但这批外科医生，包括朱洪荫、汪良能和李温仁，在北京、西安和上海继续进行整复手术的学习和工作，最终成为了中国著名的整形医生（张涤生，2005：插页）。

中国整形外科发展早期的另一个重要人物是倪葆春医生。他1925年获得约翰霍普金斯大学医学博士学位，1926年跟着著名的美国整形外科医生约翰·斯泰格·戴维斯（Dr. John Staige Davis）学习整形外科，1927年回到中国。1929年，倪葆春在上海的圣卢克医院（St.Luke's Hospital）和玛格丽特·威廉姆森医院（Margaret Williamson Hospital）成立了中国最早的整形外科部门。1934年，倪葆春在英文医学专业期刊《中华医学杂志》（*The Chinese Medical Journal*）（王炜，2007：50；孔繁枯，2000：138；另见Ni，1934：373）上发表了他的第一篇关于兔唇手术的学术文章。

中国整形外科发展过程中有两个关键人物：宋儒耀医生和张涤生医生。20 世纪 20 年代到 40 年代，中国国内各军阀、国民党与共产党、中日之间连续不断的冲突和战争，使得国内整形手术的需求加大。抗日战争期间，很多中国军人被现代武器所重伤。在意识到即使是经验丰富的中国外科医生也无法治疗那些伤兵后，国民党政府派了一批医生到美国学习整复外科。20 世纪 40 年代，在美国医药援华会（American Bureau for Medical Advancement in China）和国民党政府的资金支持下，宋儒耀、张涤生等中国外科医生在宾夕法尼亚大学跟着美国知名整形医生罗伯特·H. 艾维（Dr. Robert H. Ivy）学习（Brownell, 2005；王炜，2003；张涤生，2006）。宋儒耀 1942—1948 年在宾夕法尼亚大学求学，并获得了整形外科科学博士学位，1948 年回到中国。张涤生 1946 年来到宾夕法尼亚大学就读，在纽约期间，他也曾跟着韦伯斯特医生学过一段时间的整形外科（张涤生，2006：44—45）。

很明显，20 世纪 20 年代到 40 年代，中国第一代整形外科医生要么曾在美国留学，要么曾受教于美国外科医生。这个领域的“向西方学习”与 20 世纪 20 年代初中国开始的现代化进程相吻合，这是中国极度混乱的一个时期。虽然中国的改良主义者、共和党人、革命主义者和社会主义者意见分歧，但不同的政治团体有一个共同信仰：中华复兴。受日益高涨的民族主义和科学救国等现代化理念的影响，很多留学国外的知识分子回到中国，并且后来选择留在大陆而不是去台湾。例如，张涤生在他的自传中回忆，虽然他当时在美国有一个女朋友，但1948年还是决定回到中国，“我喜欢美国的富足生活，但我更爱我的国家。我对故土的未来负有责任，对即将到来的新中国怀有期待。我决定放弃美国的工作，登上了回国的轮船”（张涤生，2006：53）。宋儒耀和张涤生1948年回到中国，也是共产党人打败国民党的时候。他们二人将毕生精力都奉献给了中国整形外科的教学和发展，被广泛认为是中国整形外科的创建者。

整形外科的早期发展与中国刚开始的现代化进程相关联。在19世纪与20世纪之交，随着与西方接触越来越多，有关现代化和科学的观念在中国广为传播。西医包括手术被中国接受，不仅是西医与传统中医相互冲突和融合的结果，也是“现代”中国建设过程的一部分，中国精英和知识分子欣然接受西医，并将之视为一种强国之道。

女性身体与现代性：20世纪20到40年代中国整形美容手术的出现

上海第九人民医院高级整形医生王炜说，20世纪30年代中国开始出现整形美容手术。20世纪30年代到40年代，在上海、北京、扬州和其他大城市，整形医生已经在做隆鼻、双眼皮、皮肤磨削术、酒窝、隆胸等手术。例如，石光海和杨树荫在北京和上海成立了整形美容手术机构。孔繁枯，北京医科大学第三医院高级整形外科[①]医生，回忆到他20世纪40年代在北京上中学时，看到北京饭店里挂着“石光海美容诊所”的牌子（王炜，2007：50）。

张涤生也证实了20世纪30年代整形美容手术在中国出现：

当时，日本的美容外科发展较早。伴随着日本及其他帝国主义对中国的侵略，有少数日本和中国美容外科医师在上海私人开业，做了不少美容手术，如双眼皮、鞍鼻增高、酒窝形成、隆乳术等，并为当时一批名演员进行此类美容手术，获得相当名望。但由于当时科学水平低，操作不正规，多使用石蜡油以及象牙等来作隆乳及隆鼻材料。故此，发生后遗症的病例甚多，甚至造成石蜡瘤引起的肉芽肿等。笔者在20世纪50—60年代亦曾处理过此种晚期病例。但正规和科学的美容外科在同一时期亦在缓慢发展，惜未成气候。在20世纪30年代，北京协和医院和上海圣约翰大学医学院为首的普外科专家教授，曾在美英等国留学学习过一些美容外科技术，回国后偶尔进行一些美容外科手术，如双眼皮、隆鼻和唇裂修复等手术。（张涤生，2003：197）

① 现为北京大学第三医院整形外科。1946年7月，北京大学在北平复校。北平临时大学补习班第六分班连同附属医院一同并入北京大学，成为北京大学医学院。1952年，全国高等学校院系调整，北京大学医学院脱离北京大学，独立建院并更名为北京医学院。1985年学校更名为北京医科大学。2000年4月3日，北京医科大学与北京大学正式合并。2000年5月4日，北京医科大学正式更名为北京大学医学部。——编注

虽然20世纪30年代手术中用的材料肯定和现在的不同，但有趣的是，现在流行的整形美容手术，例如双眼皮、隆乳和隆鼻，在当时的中国女性中就已经有需求了。这些手术的出现，体现了20世纪30年代中国有关女性身体的观点变化。例如，和现在对大眼睛、双眼皮的偏好不同，中国文学和美术作品中的传统美人形象，都是狭长的杏仁眼和单眼皮。关于胸部的审美，虽然现在普遍追求丰满，但以往的传统并非如此，相反，在关于中国美人的传统看法中，小胸代表着优雅、谦逊、举止得当，极受推崇，所以传统中国女性通过束胸来让胸部变小。甚至在晚清和民国早期，中国女性还在为是否应该摒弃束胸的行为而斗争（吴昊，2008：73—79）。

20世纪30年代，整形美容手术为什么会在中国出现？这个时期西方医学技术在中国的传播是其中一个因素。然而，如果人们不追求大眼、丰胸，双眼皮和隆胸这类整形美容手术便不可能出现在20世纪30年代的中国。除了手术技术，社会和文化环境中身体和美的自我概念化也起了重要作用。那么，这种社会动力到底是什么？是什么样的社会变化，使得20世纪30年代哪怕不是大部分也有一些中国女性，想要有双眼皮、丰胸这些身体特征？张涤生在回顾中国整形美容手术的出现时解释了这个问题：

在社会发展中，男尊女卑的封建传统观念，在美的形式表达方面也不例外。例如，在我国清代，女孩从年幼起开始裹足，成年后形成小足，使妇女们行路时达到“步步金莲”的畸形美，此种审美习俗甚至达到大足姑娘无人娶的程度。此外，我国妇女还有束胸的习俗，从而妨碍了女性乳房的正常发育。1911 年，孙中山领导的辛亥革命，推翻了清代封建皇朝，提倡男女平等，我国妇女从此解除了束缚，走向解放。20 世纪 20—30 年代，我国已有艺术学院开始女性裸体写生。以外科手术方法来达到形态和容貌美，亦于 20 世纪 30 年代初在上海、北京等城市兴起，尤以上海为最早发源地。（张涤生，2003：197）

当谈到 20 世纪 30 年代促使整形美容手术在中国出现的社会环境时，张涤生强调了帝制中国的性别不平等以及 1911 年辛亥革命后女性的解放。张涤生明确将缠足、束胸的习俗与整形美容手术的出现联系起来。他认为，脚和胸不再被束缚，以及女性美的新形象，代表着中国女性的解放。一些中国女性对整形美容手术的接受，说明在西方思想影响下人们对身体和美的看法发生了巨大变化。换言之，女性身体成为了现代新中国的建设场。张涤生提出的另一个观点是，上海是中国整形美容手术的摇篮。由此引出了另一个问题：为什么过去被认为不好看的双眼皮、丰胸等身体特征，在 20 世纪 30 年代的上海变得受欢迎起来？

整形美容手术在上海等大城市的出现，与西方消费文化和审美文化的出现紧密相关。20 世纪早期，上海作为世界第五大城市和中国最大的港口、通商口岸，被称为“东方巴黎”，发展成了一个繁华的国际大都市，也是中国最大的商业城市。与西方日益频繁的接触，推动了上海大众媒体、电影行业和百货商店的发展，西方货物、时装、电影和日用品随处可见。赵鑫和贝尔克（Zhao and Belk，2008）引用了一段话来形容20世纪30年代上海的西式生活方式和泛滥的消费文化：

> "电扇、1930款雪铁龙、收音机、西式豪宅、布朗宁枪支、雪茄、香水、高跟鞋、发廊、1930巴黎夏季连衣裙、日本和瑞典手表，以及各种娱乐形式，包括跳舞、逛妓院、赛狗、土耳其浴和电影"还只是城市消费景观的一部分（Lee，1999a：4—5）。柯达、美国通用电气、高露洁、美国标准公司、桂格燕麦片等国际品牌占据了报纸和杂志广告。虽然上海的中国人很少能负担全套的这种消费文化，（但）几乎每个人都在某种程度上受到了新商品和娱乐洪流的影响（Zhao and Belk，2008：46）。

这个时期上海的现代生活方式和审美文化在"月份牌"中得到了体现。月份牌是19世纪晚期出现的一种广告海报，20世纪初在上海进一步发展，20世纪30年代左右是这种海报最受欢迎的时期。大公司在中国农历新年之际，会通过给客户送月份牌来促进销量、提升品牌忠诚度。最常见的月份牌样子，是中间放一位（有时是两位或更多）魅力女性的肖像画以及产品图像，公司信息和日历则是置于肖像画旁边或者海报底部。漂亮女性形象一般用于推广雪茄、西药和化妆品等产品。例如，当时出现在众多广告上最著名的形象中，有一组是"美丽牌香烟"系列月份牌上的性感摩登女性。其中一张海报上，描绘的是一个年轻短发女人抽着一根长雪茄的样子。除了月份牌，华成烟草公司也在各种报纸广告中使用女性形象。例如，在1927年1月1日《申报》上的广告中，该公司用95位女性的面孔拼贴成了品牌名字“美丽牌香烟”（党芳莉、朱瑾，2005）。

除了商业目的，月份牌也宣传了资产阶级生活方式，反映出当时流行的审美文化。学者们研究了这段时期上海月份牌上的女性肖像的重要变化（党芳莉、朱瑾，2005；Ng，1994；Zeng，2010）。通过对比分析两位有影响力的月份牌艺术家郑曼陀和杭穉英的作品，曾一丁（Zeng，2010）发现，20世纪20年代和30年代的月份牌上，理想女性的形象经历了从雌雄难辨到性感，又回到传统女性的变化。曾一丁注意到，20世纪20年代郑曼陀的作品中大多画的是留着假小子短发、穿着男式连体装、面无表情、姿势僵硬、束胸的女性。而20世纪30年代杭穉英海报中的女性则一般都身材丰满、衣着清凉、性感诱惑。曾一丁留意到，随着西方有关美的概念开始影响中国的审美观念，20世纪30年代杭穉英在作品中引入了双眼皮等西方人的面部特征。他还提出，由于国民党的社会和政治压迫，后来性感女性的形象被端庄贞洁的年轻母亲所代替。

曾一丁的研究解释了20世纪10年代到20世纪40年代月份牌中女性形象的变化。总的来说，20世纪10年代和20年代月份牌上的女性大多细眉长眼，明显符合中国传统的审美趣味。然而，20世纪30年代和40年代的月份牌上则公然画出一些双眼皮、大眼睛、身体曲线明显的性感女性，展示了异国风情和现代西方风格。在一些日历海报中，女性不再将自己约束在家里，而是在户外打高尔夫、骑自行车。通过描绘女性的外表、身体姿势、衣着和行为，月份牌呈现了一种“现代”、“解放”的生活方式和某种程度上西化的审美文化。海报中描绘的女性形象成为上海现代性的一种象征（Ng，1994）。

19 世纪末 20 世纪初，西方审美观念对中国的审美标准产生了影响。除西方时尚和生活方式之外，西方女性的形象也出现在《申报》、《良友画报》、《玲珑》等各种中国报纸和杂志中。好莱坞电影在上海放映后，对中国女性而言好莱坞明星的样子也不再陌生。多年来，中国报纸和杂志上也刊印了无数好莱坞女演员的照片，这些好莱坞光鲜亮丽的形象也推动了西方审美观在中国的传播。在研究民族主义者和女性主义者关于 20 世纪 30 年代中国“健美”潮流的论述时，高云翔（Gao，2006）分析了上海画报杂志《玲珑》的编辑如何以好莱坞明星形象为样本讨论“全球标准的美”：

在一幅漫画中，《玲珑》将珍·哈露（Jean Harlow）、玛琳·黛德丽（Marlene Dietrich）、琼·布朗德尔（Joan Blondell）、珍妮·盖诺（Janet Gaynor）和琼·克劳馥（Joan Crawford）作为现代女性美的代表，描绘了她们的样子。编辑们虽然赞美黛德丽“活泼而神秘的风格”、布朗德尔“符合艺术家品位的生动姿势”、盖诺的温柔和克劳馥独特的性感美，但称赞哈露“为现代女性展示了健美”。漫画的中心人物是有着宽肩长腿的布朗德尔，她被形容是“著名艺术家的理想女孩”，但《玲珑》的编辑们将她看作是集上述品质于一身的默认全球“标准美女”。（Gao，2006：552）

从以上讨论中可以看出，女性关于理想美的看法越来越受到无处不在的西方审美观念的影响。上海新兴的西方消费文化，促进了20世纪30年代整形美容手术在中国的出现。美丽女性的形象在被广泛用于推广产品、象征现代性的同时，本身也成为人们想要的商品。受报纸、杂志和电影中展现的西方消费文化和现代生活方式影响，上海出现了一个新的女性群体。她们常常出没于西式电影院、舞厅、咖啡店，喜欢看画报杂志，看好莱坞和中国电影，从百货商店购买西方产品、最新的潮流服饰和化妆品，留短发，穿高跟鞋、紧身旗袍和西式文胸。这种社会文化背景能够解释，为什么一些现代上海女性想要拥有双眼皮、丰胸等某些西方审美特征。在这种情况下，双眼皮手术、隆胸和隆鼻手术出现在20世纪30年代的上海。但是，抗日战争的爆发、国共两党的持续内战，尤其是1949年的政权更替，扰乱了中国整形美容手术的发展。

新中国成立后到改革开放前，中国整复外科的政治化

1949年中华人民共和国成立后，整形外科的发展被迅速纳入服务国家和革命需要的政治议程中来。

中国内战给受伤士兵造成的毁容，催生了对整复手术的需求。1949年，朱洪荫在北京大学人民医院（1949年时叫“中和医院”）成立了中华人民共和国首个修复重建外科。朝鲜战

争（1950—1953 年）的爆发加速了中国整复外科的发展。战争刚开始，张涤生就带领一支队伍，在长春成立了首个医治战争毁容士兵的医疗中心。在中国人民解放军总后勤部卫生科的支持下，朱洪荫在 1952 和 1953 年分别开设了整复手术短期课程。1954—1955 年，在宋儒耀和洪明指导下，辽阳解放军 201 医院战争手术研究中心也成立了一支整复外科和颌面部手术队伍。这些手术队伍为大批的受伤士兵进行了修复手术，使得政府意识到发展整复外科、培养更多熟练外科医生的必要性。朝鲜战争期间，中国官方高度评价整复外科的实用价值，使得 1950 年代中国的整复外科得到发展。

战争后，越来越多的整复外科科室和医院纷纷成立。例如，宋儒耀创立了协和医院整形外科，并担任主任直至 1957 年。同年，宋儒耀在北京东交民巷成立了中国第一家整形外科的专科医院，即中国医学科学院整形外科医院（CAMS & PUMC），他任副院长至 1969 年（王炜，2003；Anon，2003）。作为中国最早、最大的整形外科医院，它相当于中国整形外科的摇篮。在 1950 年代，另外两家重要的整复外科中心分别在西安和上海成立：1954 年汪良能创建的西安中国人民解放军第四军医大学烧伤和整复外科，以及 1956 年张涤生设立的上海第二医科大学整复外科。

1950 年代是中国整复外科的第一个发展阶段，但这阶段的发展被高度政治化，并且因为受 1957 年反右运动、1950 年代末 1960 年代初的“大跃进”、“文化大革命”（1966—1976 年）等各种政治运动的影响，很快就停滞不前。这些运动中的受害者大多是知识分子，包括很多外科医生和其他医生。

布劳内尔（Brownell，2005：139）指出，在这场运动中，当时中国最杰出的七名医生被攻击，其中包括中国整形外科领域的创立者宋儒耀。他是当时中国最年轻的“反动学术权威”，整整20年间被剥夺了包括教书、做手术在内的所有权利，直到“文化大革命”结束（中国共产党新闻网，2007）。虽然二人都曾在朝鲜战争中因卓越贡献被中国人民解放军授勋，但在十年“文革”期间，宋儒耀、张涤生和其他优秀外科医生一样，作为“反动学术权威”遭受了严重攻击。中国医学科学院整形外科医院被关闭，在1967年迁至江西南昌，大部分医生被发配到全国各地，在北京的医院大楼也被封闭、占领。当时，作为一门专业，整形外科被完全摧毁，只有很少一些整复外科还能继续做创面治疗和事故后的修复手术，例如烧伤植皮。一些中心被彻底摧毁，而另外那些的运营也停滞不前。

美是“资产阶级虚荣心”：新中国成立后到改革开放前的整形美容手术

中华人民共和国成立之初，整形美容手术的发展完全停滞。国家提倡节俭的生活方式，认为朴素是无产阶级的美德，而追求美被认为是资产阶级的标志，受到谴责。基于“时代不同了，男女都一样”的说法，当时的主流审美意识形态倾向于以平等、相同性的名义弱化两性区别。国家将男性化的女性形象作为美的典范宣传，例如高大健壮的开拖拉机、做焊工的“铁姑娘”形象。

正如陈庭梅（Chen Tina Mai，2003）所说，“在改革开放前的中国，无产阶级主观性被赋予审美意义，关于着装和身体的论述则构成了这种政治审美理想的基本部分”。在这种审美意识形态下，对一位无产阶级人士来说，化妆是没有必要的。由于看起来过于娇柔的女性会被认为是在追求资产阶级生活方式，大家都穿纯蓝色的衣服、剪短发、不化妆。因为共产主义意识形态强调“铁姑娘”是女性美的典范，雌雄难辨的形象、男女皆宜的蓝色裤子和工人夹克被当成无产阶级的象征，用以抵制腐败的资产阶级文化。“文革”期间，由共产党领导人和红卫兵带动的穿绿色军装的“时尚”，也体现了同样的审美意识形态。在这种背景下，对女性美的追求受到谴责，整形美容外科的发展也受到抑制。

包苏珊（Brownell，2005）对改革开放前整形美容外科被贴上“资产阶级虚荣心”的标签并卷入政治和阶级冲突进行了讨论。通过聚焦“形”和“功能”的概念，她探讨了整复和整形美容外科是如何被赋予社会意义的。正如宋儒耀在给包苏珊的一封信中写道：

1950—1953 年间，我给朝鲜战争中受伤的士兵做整形手术治疗时，政府反复指示我们，“现在我们的国家还不富裕，治疗伤员应着重功能的恢复，不要做整形美容手术”。后来，一些专家更进一步应用阶级斗争的概念，说“强调外形是资本市场的治疗方式，无产阶级应该强调功能的恢复”。所以就出现了“整复外科”的说法。（Brownell，2005：138）

如上文陈述所体现的，新中国成立后到改革开放前医学问题与政治紧密缠绕在一起。整形外科医生如果不表明正确的政治立场，就会受到严重迫害。20 世纪 60 年代，中国医学科学院整形外科医院开始研究整形美容手术，然而，如前所述，医院被贴上“资产阶级整形美容院”的标签，在 1967 年被迫关闭。单纯出于审美原因的手术大多被禁止，即使做也仅限于很少一部分人，主要是女演员。张涤生回忆 20 世纪 60 年代和 70 年代整形美容手术的情况时说：

美容外科手术受到了严格的控制，只有对特殊需要的人群才可手术整形。20 世纪 60 年代，经市文化局的特批，我曾对一些著名演员进行了双眼皮、睑袋、除皱等手术，以葆其艺术青春。（张涤生，2005）

《新京报》报道，北京大学第三医院整形外科成立 55 周年之际，老外科医生孔繁枯回忆了改革开放前双眼皮手术的情况。据他回忆，从 1963 到 1980 年，只有演员等“文艺工作者”可以做双眼皮手术。其他人如果也想做，需要得到工作单位党委的正式批准。他说：

那会儿都说一般的人做双眼皮手术是有“资产阶级思想”，要是大夫擅自做了，那叫“帮助他人实现资产阶级思想”。（《新京报》，2004）

就这样，在改革开放前的中国，因为对女性美的追求被看作是资产阶级虚荣心的标志而遭到严厉谴责，出于单纯审美原因的整形美容手术基本被禁止，只限于以演员为主的极少部分人。在这种环境下，整形美容手术的发展进入停滞阶段，一直持续到20世纪80年代。

文化大革命后整形外科的复兴

1976年“四人帮”的粉碎标志着“文化大革命”的结束。20世纪80年代，中国的整形外科开始恢复活力。从整形外科领域医生的数量，可以看出“文革”期间整形外科发展的停滞不前。1976年，在一次关于硅胶医学用途的会议上，王炜统计了来自全中国的、包括专业和兼职整形外科医生在内的参会人数，一共只有174人参加这场或许是“文革”后首次的整形外科医生会议。王炜评论说，“在十几亿人口的大国，这是一个太小的群体”（王炜，2002：5）。

改革开放时期，这种情况很快得到改变。20世纪80年代，一场整形外科的复兴席卷了全国。张涤生写道：

“文革”十年阻碍了所有文化活动的发展。作为一个专业，整形外科被完全破坏。一些中心被摧毁，另外则完全停业。1976年“四人帮”被粉碎后，才迎来“科学的春天”，中国迎来一个新时代。我们在1982年5月召开了中国整形外科协会第一次会议，并在1985年发行了第一期《中华整形烧伤外科杂志》。为满足全国众多人口日益增长的需求，新一代的外科医生被培养起来，并已成长到足以满足人们需求。（张涤生，1985：276）

“四人帮”被推翻代表着中国政治和社会的一次剧变。如张涤生所说，“科学的春天”带来了整形外科的发展。“文革”后再次掌权的邓小平开始推行现代化和经济改革政策，建立了有利于科学和技术发展的制度。邓小平在1978年3月第四次全国科学大会上发表主旨讲话，呼吁“科学的春天”，并要求重新树立“科学技术是生产力”、“知识分子是工人阶级的一部分”等观念。在全国倡导科学的环境下，整形外科专业开始复苏。20世纪80年代，除了上文张涤生提到的《中华整形烧伤外科杂志》，另外一些专业的学术期刊也成立起来，例如《中国美容整形外科杂志》、《中华医学美学美容杂志》、《中国美容医学》、《中华整形外科杂志》。

随着对整形外科态度的变化，全国很多整形外科机构再次开业或新兴成立。1979年，宋儒耀和同事在如今的京郊八大处选址，重开中国医学科学院整形外科医院。重开至今，医院发展成绩显著。“文革”结束后的近十年内，医院做的大多是身体修复和创伤治疗手术，但对单纯美容性手术的需求也逐渐增长。随着手术技术的快速发展以及中国政治和社会的巨大变革，整形美容外科不断发展，最终在20世纪80年代与整复外科分离开来。1986年4月，北京黄寺美容外科医院成立。从那之后，越来越多的整形美容机构和医院成立起来。整形美容医院和诊所在中国大城市迅速发展，每年所做的手术数量也迅速增长。

虽然没有全国范围的数据，但从北京一家整形医院的案例出发，我们可以大致了解整体情况。在对北京西山整形外科医院（假名）销售策略的案例研究中，王连召（2005：4）给出的数据显示，这家医院 1991 年到 2004 年整形美容手术的数量增加了 118%。有意思的是，整复手术数量仅增加 33.9%，而整形美容手术的数量则上升了 336%（见表 2）。近年来，想做整形美容手术的人数显著增加。

21 世纪头十年，中国的整形美容行业开始腾飞。但是，在讨论 21 世纪的发展之前，请允许我简要回顾 20 世纪 70 年代后期到 21 世纪初期间，对个人外表的政治控制的转变和美容业的迅速发展，这些预示了整形美容手术产业的繁荣。

表 2　北京一家整形医院手术数量的增加

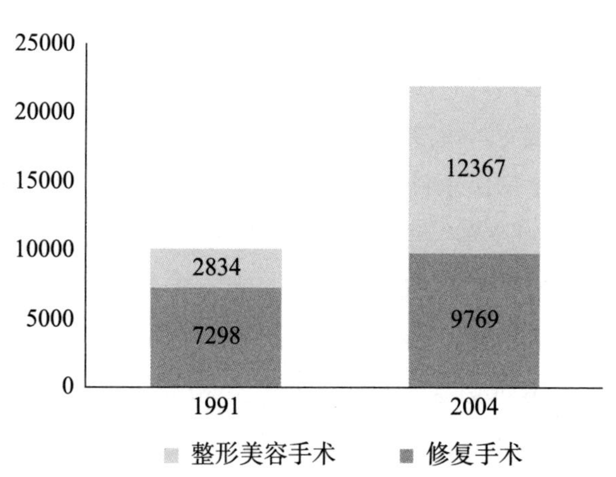

20世纪70年代后期以来社会控制的放松和美容产业的复苏

20世纪70年代后期以来，在对外开放政策和经济改革创造的新环境下，人们迫切想打破以往的束缚，对外面的世界有更强的接受能力。政府对社会控制的放松使女性对迷人魅力的渴望再次苏醒。服装是政府控制放松的首批领域之一。

20世纪70年代后期及80年代初，在北京举办的时装秀和展览象征了中国时尚产业的觉醒。1978年，第一次来到中国的法国设计师皮埃尔·卡丹（Pierre Cardin）是“文革”后第一个将时装带到中国的西方人。1979年，他在北京民族文化宫举办了首次时装秀，但仅限时尚界人士参加。之后，在1981年，卡丹得以在北京饭店向更广范围的观众展出他的作品集。骨感的西方模特、大胆的设计、色彩缤纷的服装、轻松的猫步，制造了强烈的视觉冲击，让与西方世界隔绝了近三十年的中国观众感到兴奋。

1983年，上海一家纺织厂的一些女性穿上她们最喜欢的服装，举办了一场业余时装秀。这让当地一位服装生产商深受触动，他组织这些女性到北京参加一场展销会，在那里为官员举行了一次专门的内部展会。后来，国有服装生产厂开始在全国各大城市组织时装秀和服装展。1984年，首家“皮埃尔·卡丹”精品店在北京开业，成为第一个进驻中国的国际时尚品牌，“圣罗兰”（伊夫·圣·洛朗，Yves Saint Laurent）等其他高级时装品牌也紧随其后。圣·洛朗1984年在纽约大都会艺术博物馆举办他的首次时装展之后，1985年5月来到中国，在北京的艺术宫面向大众举办他的第二次展览。虽然一些官员和作家不赞成办这次展览，说那些衣服对中国女性而言“太性感”，不知道要怎么穿（吴昊，2008：167），但展览还是吸引了成千上万的中国人。

20世纪80年代，呼应大众的审美需求和政府的现代化建设号召，时装业慢慢在中国再次发展起来。英文“fashion”对应的中文是“时装”,“时”指“时髦”,“装”指“服装”或“服饰”，很明显“时装”一词意味着现代性。正如李晓萍（Li，1998：74—75）指出，是“时装”而不是“服饰”将中国与外界连接起来，在纺织业和时装业的发展中，是“时装”将中国与国际化、现代化联系起来。从这个意义上来说，时装在中国的再次出现，实际上代表着在政府监督人们的身体行为长达30年之后，现代化和国际化重新被写进中国人的身体行为。

1984年，中国新一代最高领导人突然穿着西装系着领带出现在中华人民共和国成立35周年纪念活动上，象征性地肯定了社会对个人身体控制的放松和对西方着装规范的接受（Li，1998：77）。虽然人们刚开始面对国际时装时有一些犹豫，但受国家发展规划由重工业向轻工业的决定性转移影响，20世纪80年代中期，时装业在国家发展和大众生活中占据了更加重要的地位（Li，1998：78）。国家第七个五年规划中（1986—1990）就包括引领时装潮流的要求。20世纪80—90年代，中国政府继续启动一系列广泛的经济改革，允许成立私人和半私人制造企业，同时还吸引外资、引进自由市场定价机制、放宽外汇兑换。改革开放时期的前20年，中国的时装业迎来了前所未有的发展，女性扔掉改革开放前单调的灰色、蓝色和绿色套装，穿上了色彩更明亮、造型更多样、风格更张扬的衣服。

随着“时装”一词回到中国市场，时尚杂志开始在中国出现。改革年代中国第一本时尚杂志是1979年在北京刊印的《时装》。然而，最具影响力的却是20世纪80年代以来在中国发行的国际时装和美容杂志。1988年，法国出版商阿歇特·菲力柏契（Hachette Filipacchi）和上海译文出版社合作发行《世界时装之苑》（*ELLE*）中文版，明确体现了中国人对时装和美容日益增长的兴趣。那之后，很多其他时装和美容杂志在全国涌现。1998年，时尚杂志集团引进了著名美国女性杂志《时尚·伊人》（*Cosmopolitan*）的中文版；1995年，日本美容杂志《瑞丽》在中国联合发行，中国轻工业出版社则获得了日本杂志《主妇之友》（主婦の友）的中文版权。2005年8月，全球最具影响力的时尚杂志之一*Vogue*与中国画报出版社合作在中国推出《Vogue服饰与美容》（*Vogue China*）（Zhang，2006），第一批30万份5天内售罄，使中国成为仅次于美国的*Vogue*杂志第二大市场。20世纪90年代以来，中国的报摊摆满了各种时尚杂志，反映了人们对个人外表、美和消费文化的极大兴趣。到21世纪初，这种转变彻底完成，继时尚杂志恢复发行、时装秀在大城市举办之后，职高和大学重新开始教授时装设计和相关科目。

20世纪80年代，消失30年的化妆品也重回中国。这是一个实验和探索的阶段，类似“熊猫眼”（深色厚重的眼影）和血红双唇引起了很多广为流传的笑话和故事。新出现的化妆品牌不再仅限于口红、眉笔、洁面乳和保湿品，而是开始包括一些生物技术和生物医学产品，比如抗衰老面霜和美白精华。广东和上海等其他沿海地区的化妆品生产商迅速增加。20 世纪 80 年代以来，化妆品和化妆用具生产企业成了中国轻工业最重要的部门之一。

20 世纪 80 年代和 20 世纪 90 年代社会控制的放松和时装、化妆品工业的迅速发展，慢慢在中国创造出一个巨大的“美女形象”的消费市场。随着对审美趋势的意识增强，越来越多的女性开始关注服装、发型、化妆品和身体形象迅速变化的风格。一些“大胆”的年轻女性开始尝试改造自己的脸和身体，消费者市场很快就抓住了整形美容手术的商业潜力。21 世纪以来，医疗美容企业迅速发展，带来了全国整形美容手术行业的繁荣。

21 世纪头十年“异常繁荣而混乱”的整形美容手术市场

为理解中国的整形美容手术市场，首先要解释中国两种美容服务的区别，即“生活美容”和“医疗美容”。2000 年，卫生部发出了《关于加强美容服务管理的通知》，对这两种美容服务进行了分类。生活美容服务指的是非侵入性的面部护肤和身体塑形，医疗美容服务则是指通过手术、药物治疗、医学仪器和其他创伤性或者侵入性的医疗技术来修复、重塑人的外貌或身体部位[1]。医疗美容服务可提供包括整形美容外科、美容皮肤科、美容牙科、美容中医和其他相关服务的医疗美容。通知规定，生活美容服务提供者例如美容院，严禁从事整形美容手术等任何医疗美容服务。然而，受丰厚利润的驱使，中国很多美容院仍然会提供包括非法整形美容手术在内的医疗美容服务。

2006 年 11 月，我采访了在中国医师协会美容与整形医师分会工作的宋先生。该机构成立于 2003 年，为美容和整形医生提供服务，到 2006 年协会有大约 2000 名注册医师。近年整形美容手术在中国越来越受欢迎，成为一项大产业，作为整形美容手术的业内人士，宋先生向我大致介绍了中国整形美容手术的现状。在论及中国整形美容手术市场的迅速发展时，宋先生说：

> 作为一个新兴市场，中国的整形美容行业异常繁荣而又混乱……毫无疑问这个市场正在蓬勃发展，但存在很多令人担忧的问题，尤其是很多人混淆了“生活美容服务”和“医疗美容服务”。很多人还不知道生活美容服务商是不允许从事医疗美容服务的，所以错误地以为非法生活美容服务造成的事故是医疗事故。

“异常繁荣而又混乱”准确概括了中国整形美容手术市场的现状。虽然难以获得中国整形美容手术市场的准确数据，《中国日报》(China Daily，2006）的一篇报道让我们能够一窥这个市场的空前繁荣。报道说，中国每年要进行 100 多万台整形美容手术，整形美容手术行业一年产值为 24 亿美元，且正以每年 20% 的速度增长。伴随着这种快速发展，非法手术在中国非常猖獗。根据中国消费者协会发布的数据，1992—2002 年间，病人因手术失败而起诉整形美容医生的法律案件超过 20 万起(Shao and Daragh，2003）。所以说事故和起诉在中国并不少见，尤其是由非法美容院和诊所引起的案件。2006年，北京市卫生局卫生保健处调查了九个区县的66家生活美容服务提供商，发现超过70%的生活美容营业场所提供了医疗美容服务，很多甚至做过整形美容手术。调查显示，几乎20%的生活美容机构提供隆胸术和抽脂术服务（北京市卫生局，2007）。如宋先生指出，包括整形美容手术在内的很多医疗美容服务，都是由美容院中没有从业许可的医生非法提供的，这已经成为一个严重的问题。整形美容诊所和非法手术的快速发展，已经超过了政府对行业管控能力的提升。

整形美容手术机构基本分为两种：国有整形外科机构和私有整形美容诊所、医院。很多国有综合医院在过去20年间成立了整形外科，提供整形美容手术服务的公立医院数量增长迅速。例如，1979年重新成立的中国医学科学院整形外科医院，是中国甚至可能是全世界最大的整形外科医院。根据该医院官方网站数据，医院总面积10万平方米，有500名职工，其中包括41名正副教授和40名主治医生。医院分15个科室，可提供328个住院床位，每年做20000多台整形手术。同时，这家医院是中国重要的整形外科实习、培训和医学研究中心。近年来，医院共举行了九次国际学术会议，参会总人数超过5000。此外，医院重新成立以来，已有超过200个团体和2000多名外国整形和美容医生来访。

私人整形美容诊所和医院也在中国迅速发展。据宋先生所说，公立和私人诊所、医院的比例是2∶3。公立医院既做整复手术也做整形美容手术，而私人诊所和医院则只提供医疗美容服务。除了普通公立医院，一些军医院和军医院校也有整形美容外科科室或医院。例如，北京黄寺美容外科医院就归属于中国人民解放军第四军医大学。另外一种提供整形美容手术的机构是合资医院，如 SK 爱康医院。这是第一家中韩合资的医院，专门提供医疗美容服务，包括整形美容手术、护肤、牙科美容和眼科美容。

关于美容机构和从业医生的数量，宋先生说没有准确的官方数据，他只能根据不完全的数据进行推测。

据不完全统计，从事这个行业的专业机构大约有 6000 家左右，实际数据可能高得多，但我们无法判断。至于有从业许可的专业医师，部分统计数据显示大概有 2 万人左右。从事美容手术、皮肤美容和中医美容，同时在我们协会注册过的医生只有 2000 名左右，只占总数的 10%。这些注册医师中，大多是外科医生。一些皮肤科医生也提供医疗美容治疗，但很难得知准确人数。提供非法医疗美容服务，包括在美容院做整形美容手术的医师不计其数，却不可能获得精确数字。非法从业者提供的整形美容手术和美容治疗正在快速增加，这让我们非常担忧。

为了监督中国的整形美容手术市场，中华人民共和国卫生部颁布了有关整形美容外科机构的管理条例，即 2002 年 5 月 1 日开始实施的《医疗美容服务管理办法》。该管理办法规定，医疗美容实践的从业者必须是在专业机构注册的执业医师，并且要有相关临床经验。办法还规定，所有医学美容治疗都必须由主治医师或在主治医师指导下进行。负责整形美容手术的医生必须有至少 6 年的相关临床经验；负责牙科整形美容手术的医生必须有至少 5 年相关临床经验，负责中医美容或皮肤美容的医生必须有至少 3 年相关临床经验。

据宋先生称，中国社会对整形美容手术的接受度越来越高，所以北京、上海、广州、重庆、四川、辽宁、吉林、江西、山东等省市的整形美容手术需求量持续上升。这些地区的市场份额几乎占了全国整形美容市场的 60%—70%。每年，很多人会到北京、上海有名的医院做手术。宋先生说，“根据最新数据，北京有 207 家注册的整形外科机构，主要位于朝阳区和海淀区。”

关于全国每年的整形美容手术数量，宋先生表示无法得到可靠的官方数据，部分原因是有很多私人和未经认证的从业者。不过可以肯定的是，对整形美容手术的需求增长得很快。他说：“去年，仅上海第九人民医院就做了 9 万多台手术。”可获得的数据显示，中国最大两家整形外科机构上海第九人民医院和北京西山整形外科医院的整形美容手术业务急剧增加。据王连召（2005）调查，上海第九人民医院从 1991 年到 2003 年，完成的整形美容手术数量增长了 406%，而西山整形外科医院 1991 年到 2004 年完成的整形美容手术数量则增长了 336%。毫无疑问，过去几十年中国对整形美容手术的需求量显著上升，并且正在加速上涨。

沿着整形手术在民国时期、中华人民共和国建国后到改革开放前和当代中国的发展过程，本章回顾了从 20 世纪早期到共和国建国后改革开放前、再到改革开放后，整形外科嵌在变化的政治话语和社会文化背景中的运行轨迹。下一章中将讲述中国首位“人造美女”的故事，她的故事使中国人对整形美容手术的兴趣高涨，也引发了一场全国范围的辩论。

第二节　中国首位“人造美女”

2003—2004 年，一个新词——“人造美女”风靡全中国，意思是通过整形美容手术来提升外貌的女性。在北京语言大学发布的 2004 年中国主流报纸十大流行语中，“人造美女”名列其中[2]。2004 年“人造美女”一词在中国媒体上的流行程度，反映了中国整形美容行业前所未有的繁荣。2003 年，中国和国际媒体为郝璐璐——一位年轻的中国女性，冠以中国首位“人造美女”的称号，随后这个词开始流行起来。20 世纪 90 年代开始，整形美容手术慢慢在中国流行起来，但 2003 年郝璐璐的整形美容手术被广泛报道之后，点燃了中国的整形美容热，整形美容业一下子开了闸。郝璐璐的故事传遍中国，引发了一场重大的关于中国整形美容的公众辩论，这些广泛辩论也让郝璐璐成了中国整形美容手术行业的活招牌。

会见中国首位“人造美女”

2005 年 7 月，在一位朋友的帮助下，我拿到了中国首位“人造美女”郝璐璐的电话号码。经过一次简短的通话，她同意几天后与我见面。我对这次见面期望很高，因为直到 2003 年郝璐璐步入聚光灯下，我才注意到整形美容在中国越来越受欢迎的现象。我阅读了大量关于她的故事和她引起的辩论。所以，当终于能面对面见到她时，我忍不住好奇：她是什么样的女人，会讲一个什么样的故事，整形美容手术又是如何改变了她的人生？我和她的第一次见面的确令人难忘，事实上，让我印象最深的不是她手术后的样貌，而是手术后的生活。

那是 2005 年 7 月一个炎热的下午。我和郝璐璐在 K 酒店见面，这是位于北京商业区和使馆区中心的一家五星级酒店。我比约定时间提前半小时到达，所以稍稍看了看酒店周围的环境。酒店和 L 购物中心相连，这是一家豪华百货商店，里面都是进口国际品牌和奢侈品，周围有各种高档餐厅。酒店还有一个现代风格的休闲吧，我和郝璐璐就在那里见面。因为郝璐璐的故事被广泛报道，手术前后的照片也在媒体和网络上广为流传，所以我轻易就认出了她，坐在休闲吧中间的一张沙发上。自我介绍后，我近距离观察了这位中国首位“人造美女”。她很漂亮，看起来的确与我在网上看到的手术前的照片完全不同。皮肤白皙，没太化妆，鼻子小巧挺拔，大大的杏仁眼、双眼皮，鹅蛋脸，又直又亮的黑色长发，穿着时髦的黑色紧身裙。我注意到桌上的水杯旁有一副古驰太阳镜，她的座位旁边有一个古驰手包。很明显，她是一位时髦的年轻女性。

我和郝璐璐的交谈很顺利，她邀请我去 K 酒店的啤酒花园喝下午茶。坐在户外，她告诉我，K 酒店尤其是这个啤酒花园是她最喜欢跟朋友喝一杯的地方之一，因为环境舒适而且离 L 购物中心近。我们坐在花园聊天时，她碰到了几个朋友。跟一个中年男士打过招呼回到座位后，她问我认不认识那个人。听我说不认识后，她吃惊地看着我说："你怎么能不知道他？他是X公司的CEO，金融杂志上有他的照片。"她补充道，"你看，平时来这里的人都是社会精英！"奢华酒店、引人注目的名牌手包和太阳镜、舒适的啤酒花园、上层社会的朋友，这些都象征着郝璐璐作为中国首位"人造美女"获得的富裕的生活方式。

我向她解释了我正在做的研究，并询问我能否更详细地了解她的生活。她同意了我的要求，说："我知道关于我有很多争论，我不在乎别人说我什么、怎么评判我，但如果你真的想了解像我这样的女性，我乐意帮忙。"因为人们通常觉得整形美容手术太轻浮，所以做手术的女性也普遍被认为比较肤浅。郝璐璐的话提醒了我，我不应该评判她和她这类女性，而是应该倾听她，理解她所做的选择。在田野调查中，我花了很多时间和郝璐璐相处，偶尔还会陪她去电视台录有关整形美容的访谈节目。2006—2007年，因为她在主持一个整形美容真人秀，我也有机会观察到她的工作。

中国首位"人造美女"的养成

郝璐璐是一个年轻的满族女性，1979年出生在北京。她在一个普通家庭中长大，是父母宠爱的独生女。在成名之前，虽然并不是很富裕，但她生活得很好。2003年时，她有一个相处了三年的美籍华人男友。她是怎么变成中国第一个"人造美女"的呢？这可以追溯到2003年她生日派对的时候。在那之前，她是一位对时尚特别感兴趣的自由作家。2003 年 7 月，郝璐璐在 24 岁生日派对上碰巧见到了暴淮，他是一家私人整形美容医院的市场总监，这家医院叫 Y 整形美容医院。2003 年 5 月，Y 医疗机构在北京成立了整形美容医院，提供医疗美容服务。然而，受“非典”袭击中国的影响，这家医院的业绩一直很惨淡。为了推广业务，医院提出了“美人制造工程”，目的是通过多次免费手术，将一个相貌平平的女性打造成一个大美女。在生日派对上，郝璐璐和暴淮交谈时知道了 Y 医院的这个计划。因为她之前已经考虑过要做整形美容手术，所以就告诉暴淮她对这个计划感兴趣。几天后，她到 Y 医院参观了医院设备，接受了心理和身体检查。医生们和院长觉得郝璐璐是医院计划的理想人选，并提议免费为她做多项手术，作为交换条件，她帮医院做广告。郝璐璐考虑了 20 分钟后，接受了这个提议。很快，她在医院组织的一场新闻发布会上宣布了自己的决定。

从 2003 年 7 月开始的 6 个月内，郝璐璐接受了一系列总价值 40 万元的整形美容手术，包含全身共几十个手术，其中有双眼皮、鼻形改良、脸部轮廓矫正、去眼袋、提臀、隆胸、腹部和大腿抽脂术。郝璐璐开始做手术的时候，中国媒体几乎毫不关注这个“美人制造工程”。但是暴淮没有放弃，而是联系了美国有线电视新闻网（以下简称为 CNN），CNN 对郝璐璐的故事表现出极大兴趣，成为第一家报道“美人制造工程”和郝璐璐手术的国际新闻社，记录了郝璐璐整形美容手术的全过程。郝璐璐的故事在 CNN 上一播出，一位英国广播公司的记者就从伦敦打电话来采访了她。受 CNN 报道影响，美联社、美联社电视新闻、法国新闻社等国外新闻社相继采访了郝璐璐并对她的手术进行报道，其他很多国际新闻媒体也报道了她的故事。国际新闻媒体对郝璐璐的广泛报道，在中国媒体中引发了一阵狂热，各家媒体争相报道她的手术，很快她就被称为中国首位“人造美女”。

郝璐璐说，她从来没想过自己的手术会得到那么多国际大新闻社的关注。对她的事例引起的媒体关注，她说了自己的看法：

我的很多外国朋友告诉我，我的手术在其他国家并不少见。这件事如果发生在纽约、伦敦或者东京，根本不会被当成新闻。但是，它发生在中国。全世界都在关注中国，国际大众媒体对中国尤其是北京发生的事感到好奇。

改革开放以来，中国一直是全球增长最快的经济体之一，全世界都对中国快速的经济发展和社会变化非常好奇。但是，除此以外，郝璐璐的整形美容手术之所以获得这么多国际关注，可能是因为近几十年西方媒体上描绘的矛盾的中国形象：一种是经济快速增长、社会发生巨大变化的形象；另一种是传统的刻板形象，在那里各种限制压制了选择的自由。国外的人可能无法理解，这两种不同的形象如何并存于中国人的日常生活中。在这种背景下，一个普通中国女性从头到脚的整形美容手术——这在改革开放前完全可以说是一种禁忌，而现在被看作是中国美容业繁荣发展、社会生活变化的显著标志，受到国际社会的广泛关注。

“美人制造工程”成功了，并且很快就收到回报。郝璐璐的形象出现在Y医院各种广告中，并附有“Y医院，让女人美梦成真”、“让普通女人变得美丽，让美丽变得完美”等字幕。郝璐璐成为医院服务的活招牌后，Y医院的知名度大为提升。2003年5月，Y医院启动了整形美容手术业务，最初几个月，医院月营业额仅为10万元。但是，在医院因郝璐璐的项目得到宣传后，月营业额猛地增加到了200万—300万元（郝璐璐，2004：109）。Y医院的副主任冯立哲说，“我们的顾客中有五分之一是因为羡慕郝璐璐的新样貌而来到医院。郝璐璐的眼睛变大了、鼻子形状调整了、胸部变丰满了、臀部变翘了、小腿变细了”（*China Daily*，2004b）。Y医院很快在中国其他城市开设了分支，比如天津、青岛、哈尔滨和济南。从那时起，Y医院成为了中国最有名、最大的私人医疗美容集团之一。它提供的医疗美容治疗服务既有需要手术的，也有非手术的，包括整形美容手术、激光治疗、注射、抗衰老治疗、头发再生和移植以及体重管理。根据丰鼎投资公司投资季刊数据（OWW，2008.3Q：2），2005—2007年Y医院的收入几乎翻了一倍。

炒作：将女性身体当作商品

虽然郝璐璐的手术让人们对整形美容的兴趣大增，但关于郝璐璐和整形美容手术，中国社会上存在广泛批评和争论。这些批评经常与主流女性主义的观点一致，认为整形美容手术是对女性的有害利用和操纵。因为郝璐璐的改变为Y医院整形美容医院带来了很多新顾客，这个项目被很多人批评是一次不负责任的“炒作”。“它只是诊所一次自我推销的尝试”，北京宣武医院功能神经外科主任李永杰说（Sun，2003）。香港外科医生亨利·陈（Henry Chan）告诉《整形美容时讯》（*Cosmetic Surgery Times*）：

在中国某些地方，商业性企业的大肆营销并不少见。这让人感到遗憾，我认为从医应该是一种专业行为，而不是商业性质的。因为香港禁止整形美容手术广告，医生们在推销例如全套整形美容等服务时，势必就没那么激进。（Pietras，2004）

另一方面，Y医院的市场总监暴淮争辩说，郝璐璐的手术不仅仅是一个市场营销的问题。“我们这么做是为了展示中国整形美容手术的高标准……关于中国整形美容手术的水平，存在很深的误解，我们是时候澄清真相了。”（Sun，2003）他还坚持认为，这个项目帮助唤醒了数百万中国女性对美的意识：“很多人现在有钱了……为什么不做呢？”（Friess，2003）作为一家整形美容医院的宣传人员，暴淮确实清楚地表达了他的志向。毫无疑问，他的宣传活动凸显并推动了整形美容手术在当今中国的流行，在中国，有了更多可支配收入的女性正越来越在意外貌。

很快，暴淮的项目在中国其他地方被争相效仿。受Y医院成功案例的启发，全国很多整形美容诊所和医院都挑选女性作为“形象大使”，免费接受多项整形美容手术，帮助推广诊所业务。然而，欣欣向荣的整形美容业瞄准的对象不只有女性。为吸引男性的兴趣，一些整形美容诊所还引进了所谓的“人造美男”项目。虽然女性仍然是中国整形美容手术的主要客户，北京、上海等大城市涌现的数百家整形美容诊所同样瞄准了男性消费者。在如今的中国，男性美容产品和服务比以往任何时候都多，男性整形美容手术也从一种禁忌变成了又一种消费选择。据《中国日报》（*China Daily*，2004a）报道，上海一家整形美容手术中心打出广告，征募 18 岁到 25 岁、身高 1.75 米以上、上过大学的男选手参赛，赢得免费做价值 30 万元的整形美容手术的机会。在这家诊所组织的这场“寻找本市首位人造美男”的比赛中，张英华从 30 名参赛者中被选中。据说为了成为上海第一位“人造美男”，他要接受至少七次整形美容手术（Xu，2004）。

回到郝璐璐的故事。那些宣传的确让她在全中国出了名，比如，2012 年 2 月 3 日，我在谷歌上搜索“郝璐璐”，有 229000 条中文结果、15500 条英文结果。到 2003 年 12 月，距她手术结束仅 6 个月时间，有超过 300 家中国媒体报道了她的故事（郝璐璐，2004：108）。她还受到中国最具权威性的电视台 CCTV 的关注，没过多久就被邀请参加 CCTV 几个受欢迎的脱口秀节目。因为有关她的大量辩论和媒体曝光，郝璐璐被《北京周末》（*Beijing Weekend*）评为“2003 年度人物”之一，并且得到了两个电影角色。2006 年，她成为一个整形美容电视真人秀节目的主持人，很多整形美容诊所和医院邀请她出席商业活动。

谈到一夜成名，郝璐璐说：

是，医院的确用了我的案例做宣传，但我不是一颗棋子。我知道怎样为自己的人生选最好的路。他们得到了利益，我收获了美丽。我不是为了名或者钱而做这件事，我是为了让自己变得更漂亮，让自己高兴。我成名不是因为自己想成名，对我来说，这只是一个个人选择的问题。是人们对整形美容手术的好奇把我放到了这个位置……我并没想过进演艺圈，但是当机会来了，我为什么要拒绝呢？为什么不试一试？我想活得充实。

郝璐璐的话意味着，我们不应该过于简单地将整形美容手术归为全然的好或坏。她认为自己并不只是被动地为商业利益所操控，事实的确如此。她免费得到了一直梦寐以求的美貌，而且成了中国众多新闻的头条。因此，她不是一个缺乏自主意愿和能动性的“文化傻瓜”（cultural dope）。“文化傻瓜”这个词是凯西·戴维斯（Kathy Davis）提出的，用来描述一些女性主义者的假设，即“女性选择做整形美容手术，是因为她们被意识形态蒙蔽了双眼”（Davis，1995：57）。虽然郝璐璐无疑受到了意识形态的影响，但她确实执行了自己的自由意志。不过同时我们也无法否认，她的身体被市场物化、商品化了。在郝璐璐身上有一个悖论：虽然她的身体被整形美容医院大力宣传，用来在快速发展的美容市场中推销医院服务，但是她本人作为一个“现代”中国女性，通过身体改造明确表达了她的自主权，满足了自己对美丽、幸福和自由的向往。这个悖论的两面都有待进一步探讨。

手术：美丽以风险和疼痛为代价

作为一种从医学角度来说没有必要、仅为提升外貌的手术，整形美容手术可能带来剧烈疼痛和潜在风险，例如麻醉引起的问题、失血过多、感染、疤痕、毁容甚至死亡。因为这个原因，整形美容在全世界一直都是争议性话题。郝璐璐的全身整形在中国也毫不例外地受到争议。她肯定不是中国第一个做复杂的全身手术的女性，但因为整形美容一般都被当作隐私，而她是第一个把自己的整形美容过程有效地公之于众的中国“人造美女”，所以她的手术引起了争议。

20 世纪 90 年代以来，整形美容在中国逐渐流行起来。然而，尽管做整形美容手术不再是禁忌，大多数整过容的人却并不会承认，他们对整形美容手术的态度一般是“不问、不说”。所以，当郝璐璐大胆地将自己的整形美容手术广而告之时，这有点令人震惊，大众对她的做法有赞赏也有指责。

段从新，北京首都国际机场一位 24 岁的男性员工，告诉《今日北京》(*Beijing Today*)：

我非常赞成整形美容手术。每个人都喜欢美，都有权利追求美。人们喜欢每天都看到美丽的事物。人生短暂，而人工美可以让那些有身体缺陷的人生活得更快乐。我只是希望不要每个人都变成同一个样子。我很佩服郝璐璐有勇气把自己的整形美容经历公布于众。我看过她整形美容前后的照片，对比真的很明显。如果我的女朋友想做这样的手术，我肯定会支持。如果我在结婚后发现妻子做过整形美容手术，会平静地接受，或许还会表扬手术技术的高超。（Chen Si，2003）

然而，很多人质疑郝璐璐有没有必要做这么多有风险的手术。年轻的丁女士来自一家信息技术公司，她告诉我：

如果一个有明显缺陷的人想改善她的脸部或身体样子，是可以理解的。但是，我认为郝璐璐不是这种情况。从她手术前的照片来看，她一点都不丑！她有必要冒这么大的风险（做整形美容手术）吗？

郝璐璐做手术之前并不觉得自己没有吸引力，但她还是想提升自己的外貌。在北京某电视台的一个脱口秀中，有人问她，如果在手术前她就已经觉得自己漂亮，为什么还要整形美容，她说："对，我之前也觉得自己漂亮，但是我想变得更美更开心。"由此可见，她的立场是想成为更好的自己，我采访的整过容的女性很多都是这种想法。

郝璐璐做的整形美容手术是名副其实的"从头到脚"。如前文所述，从 2003 年 7 月 21 日起，她接受了四个阶段的整形美容手术，包括眼睑整容术、抽脂术、隆胸术、隆鼻术等等，对眼睑、唇部、鼻子、脸颊、下巴、脖子、胸部、上臂、臀部、大腿、小腿和身体其他部位做出改变。在这个改头换面的过程中，她的单眼皮变成了能让眼睛显得更大的双眼皮，鼻子变得更挺拔，脸部轮廓更瘦，胸部植入了硅凝胶变得更丰满，臀部变得更翘更圆。另外，她的眼袋和颈部皱纹被去除，大腿、小腿和脸颊做了抽脂，脸部注射了肉毒杆菌。

郝璐璐手术中存在的风险引起了大众对整形美容手术安全性的讨论。40 多岁的马女士是北京一所大学的社会科学副教授，她向我表达了对郝璐璐手术的看法：

整形美容手术太恐怖了！郝璐璐不知道手术有多危险吗？她没看到报纸上那些关于手术毁容的可怕故事吗？……就算她足够幸运，手术成功，又怎么样呢？有些专家说过，她的新样貌只能维持三到五年。漂亮的脸蛋有一天会消失，皱纹会再回来。不要被不负责任的医生诱导！不要被假象迷惑！

但是，郝璐璐说尽管有潜在的风险，那些手术仍然做得值得：

我当然知道没有手术是百分百安全的。这个世上没有什么是免费的！如果你想变得更迷人，就得承担手术的痛苦和风险。如果手术失败，我真的变成了一个丑八怪，我就得承受自己的决定造成的后果。但是我不会后悔！至少我尝试过变漂亮，为自己想得到的东西努力过……如果我说从来没想过手术的危害，肯定是假话。手术之前，有时候我的想法很复杂。我会想象手术之后自己会有多美，然后又会突然担心如果手术失败，我会变得多糟。幸好，我是一个乐观派，总是想着积极面而不是消极面。

郝璐璐知道她的手术潜在的风险和危害。但是，她相信自己应该尝试去得到人生中真正想要的东西，所以坚持选择了手术。在自传中，她写了对手术安全的担忧：

我在作出进行全身整形的决定的过程中很相信那些专家。我是在新闻发布会之后才进行整形手术的，我根本就不用去担心任何问题，他们既然连新闻发布会都开了，肯定是要为我负责任的，因为他们首先要为自己的言行负责任啊。在进行手术的时候，他们会按照很正规和科学的方法小心地给我做的，我很放心。退一万步地讲，即使以后有什么问题，或者说我的鼻子坏了或者哪里出现什么问题了，我想随着科技的不断发展，也一定有办法来拯救的，对此我很乐观。（郝璐璐，2004：10）

虽然她的决定听起来很大胆，但郝璐璐并没有盲目地拿自己的身体冒险。她知道她的手术对医院的重要性，在风险预估的基础上作出了清醒的决定。她对医学科学和现代技术的信任也值得讨论。因为风险是手术的一个主要问题，做手术的合理性经常被质疑。在田野调查中，我经常听到女性为整形美容手术辩解，说这是一种科学地提升她们外貌的方法。整形美容诊所和医院在推销服务时，也经常强调整形美容手术的“科学合理性”和“技术效果”。在各种广告中，整形美容手术经常被描绘成一种复杂的美容服务。显然，在中国的环境下，科学论调在很大程度上辩护了整形美容手术的合理性。

Y 医院组织了一支专业队伍给郝璐璐做手术。手术负责人周刚强调了队伍里医生的优秀，他还称，郝璐璐的手术提高了公众对中国整形美容医生技术的认可，“不要瞧不起中国的整形美容医生，他们技术不比国外医生差”（Sun，2003）。另一位没有参与郝璐璐项目的中国著名整形医生陈焕然告诉《今日北京》，郝璐璐的手术不应该仅仅被看作是一场精心设计的炒作。

我们真的应该努力让国内外的人了解中国整形美容手术的真正水平。我们的整形医生，技术可以和经常受到国内时髦年轻人追捧的好莱坞、日本和韩国的医生媲美。（Sun，2003）

在调查中，我经常听到这种说法。一位外科医生告诉我：

虽然整形美容手术起源于西方，但我真的认为中国医生的技术跟西方和韩国的医生相比，在很多方面都很先进。想想我们每年要做多少台手术，尤其是双眼皮和鼻子整形。从这个意义上来说，没人能跟我们比！毕竟“熟能生巧”！

包苏珊（Brownell，2005）提出，整形手术的跨国适配可以明确地与本土的民族主义话语联系起来。随着中国整形美容行业的迅速发展，上述中国医生宣称他们的技术不亚于甚至优于西方和亚洲同行，体现了他们在这个通常被认为不如西方的医学领域的民族自尊心。

医生们没有让郝璐璐失望，她安全做完了几十个手术。但不是每个人都和她一样幸运。2007 年 3 月的一天下午，我陪郝璐璐去录北京某电视台的脱口秀节目，几位嘉宾在节目上谈了她们的整形美容经历。大三学生李菲讲了她因非法整形美容手术导致毁容的故事。她的眼睑在一次双眼皮手术中受伤，所以在节目的聚光灯下她不得不带着太阳镜。她原本的长相就高出一般水平，所以从来没打算过做整形美容手术。但是有一天，她碰巧去了一家整形美容院，结果被劝说应该做整形美容手术。最后，她在那家美容院做了双眼皮、隆鼻手术和面部注射。不幸的是，她对注射进脸部的液体过敏，眼睛也没有办法正常闭上。之后她去了一家医院，医生告诉她，眼睑脱垂是双眼皮手术失败引起的。李菲不得不休学，在家休息了好几个月，寻找治疗和恢复方法。而且，因为她不知道注射进脸部的液体是什么，医生们建议她做一次全身检查，看看内脏器官是不是也受到了损伤，然后再做新的眼睑修复手术。在节目中讲述这个悲伤故事时，李菲崩溃大哭。

李菲的故事暴露了中国整形美容市场的阴暗面。整形美容诊所在全国各地纷纷出现的同时，也出现了一个严重的问题，即这些诊所中很多的医生资质和设备都没有达到医疗标准。整形美容带来的巨大利润，促使很多没有执业许可的医师非法在小美容院里做整形美容手术（Li，2006）。李菲遭遇的事情，就是中国繁荣的整形美容市场混乱面的一个例子。

节目结束后，郝璐璐跟我说了李菲的案例：

人们总说我胆子大，把自己的身体置于手术刀的风险之下。你知道吗？我觉得很多女人比我胆子更大！她们才是真的大胆！我绝对不敢在美容院做手术！……我在手术前都会做研究，确定给我做手术的都是有资质的、经验丰富的医生。我在对自己的身体做任何事之前，都会做很多准备。

与李菲的“大胆”决定相比，郝璐璐为她的多个手术进行了辩解，称她知道手术的风险，并且对手术有一定了解。虽然她的手术主要是由医院设计的，郝璐璐也积极地选择了她认为适合自己的手术。例如，虽然医院建议她做睫毛再造手术，但她认为不适合所以拒绝了。2007 年，郝璐璐发表了名为《美丽是这样炼成的》的易读书物，介绍了不同种类的整形美容手术，并讨论了手术后的保养。

有了对整形美容手术的全面了解和信息，或许一些女性能够明智地选择手术。但是，个人降低手术风险的能力不应该被夸大。大多数选择整形美容手术的女性可能都没有太多相关知识，毕竟，说到做手术和风险控制，支配权在整形美容医生手中。

除了风险，手术还会带来身体上的和情感上的痛苦。有一天，我看了一段郝璐璐手术的视频。其中一个场景，是她进手术室之前一些记者正在给她拍照，突然，镜头换到了手术室，她在那里尖叫。她漫长、大声而刺耳的尖叫声让我一阵颤抖。郝璐璐在一系列手术中忍受的痛苦必然是极为恐怖的。她在自传中写到了所承受的痛苦：

> 动手术的时候和动了手术之后，特别在我感到最痛苦的时候，我总忍不住这样问自己：郝璐璐，当你已经遭受了这些痛苦、有了切肤之痛之后，如果让你重新选择，你还会接受这种非常痛苦的全身整形吗？我的答案依然是肯定的：会的，我还是会选择这样的整形手术。有人会问：为什么呢？我想，任何事情都是要付出代价的，女人要美丽也是一样的道理……我需要的是一种从内到外的尽善尽美……即使做不到极品，也要在可能的情况下尽量使自己完美一点，再完美一点。（郝璐璐，2004：46）

郝璐璐承受了手术的痛苦，但是，她决定经历这些，并且为自己手术后的身体感到骄傲。在她的描述中，对美的向往、对潜在风险的害怕、疼痛的苦楚、做手术的决心和对结果的满意混合在一起。实际上，很多受访者都描述了她们决定做手术时的心理斗争，混杂了对美、对更好的人生的渴望，以及对疼痛、副作用尤其是毁容的忧虑。

美：内在对外在，天然对人造

在中国传统意识形态中，内在美德和品格都比外表更重要（Man，2000）。虽然迄今关于美丽的概念发生了很大的变化，大多数人仍然把内在品格的优越性置于外表之上。中华医学会的一位医生表达了她对郝璐璐手术的不赞同：

虽然它有魔法般的效果，但是只能提升一个人的外表。她们的知识、能力、性格没有任何提高。我完全不能理解她们在想什么。我们是在制造美还是在制造悲伤？这些女性真正需要的是找个心理医生，而不是整形医生。（Chen Si，2003）

在强调内在品格高于外在美时，一些人说，对通过整形美容得来的外表美的看重，可能模糊真正的美——品格，进而降低女性在社会中的地位。“女性美有很多形式，比如才智、仁慈、关爱……如果一个女人能明白美包含很多面，她就不会轻易地选择做手术。”中华全国妇女联合会下属妇女研究所的所长刘伯红说（*China Daily*，2003a）。

有些不赞成郝璐璐手术的人强调自然美或者说自然相貌的优越性，不管美丽与否。一位 30 多岁的受访者赵女士说：

虽然我不满意自己的长相，但我不认为我会尝试郝璐璐的方法。这是我天生的样子，我珍惜它，因为这是父母给予我的。正如老话说，“身体发肤，受之父母”。不管社会发生了多大改变，我想大多数中国人还是和我一样，相比“人造的”更喜欢“自然的”，比起“假的”更喜欢“真的”。

“身体发肤，受之父母”是我从不赞成整形美容的人那里最经常听到的话之一，它出自《孝经》，是一句著名的格言。虽然这句格言原本的意思是，人们应该保护自己的身体，免于受到伤害，这是行孝的开始，但很多人用它来指代人应该保存自己原本的身体特征，以示对父母或者对被赋予身体这件事的尊重。虽然这句格言经常被引用来批评整形美容手术，认为它是对父母的不尊重，但有些中国父母支持甚至鼓励他们的孩子通过手术重造脸部和身体，下一章中我们会再讨论这个现象。

对郝璐璐来说，做整形美容手术与行孝没有关系。她认为这是件私事，应该根据她自己的意愿决定。在做决定之前，她没有征求父母对整形美容手术的意见。甚至已经到手术的第一阶段时，她仍然没有把这件事告诉她的父母或男朋友。

我不想让他们太为我担心，毕竟这是我自己的事……我在一个很看重民主的家庭中长大，我父母一直以来都鼓励我自己作决定。我很早就开始培养自己的独立。

郝璐璐在为她的整形美容手术辩护时，反复提到想要独立的愿望，强调个人的身体自主权——“这是我的身体，所以我能想做什么就做什么。”对于内在品格对外在相貌、自然美对人造美的辩论，她说：

我想变得更漂亮，我想要更好。可能听起来感觉我在强调“外在美”，忽略了“内在美”，但实际上我没有。当然，内在美至关重要，但是漂亮的形象是一个让内在自我得以展现的开始。在我看来，对外在美的追求和拥有良好品质并不冲突……每个人都想要自然美，但没有人是完美的，每个人都有缺陷。“自然美”和“人造美”是一样的，应该同样被承认……不管是天生的还是人工提升的，我都想达到一种和谐的状态……现在，从技术上来说有可能让我变得更漂亮。如果我能既有内在美，又有外在美，为什么不呢？

郝璐璐援引了传统中国哲学的一个核心价值——“和谐”的概念，来平衡内在品格与外在相貌、自然美与人造美之间的两分对立。并且她争辩说，她做整形美容手术的动机是找到一个正面的、更好的自己。她并不把自己的身体看作是自然的或者上天给的东西，而是需要通过现代医学技术重塑的东西。希林指出，“现代个人的自我认同感”与他们的身体工程紧密相连，“他们的自我感知被反射性地理解为具象化的生平，即身体形象”（Shilling，2003：4）。希林为我们提供了一个视角，以此理解女性整形美容行为与她们的自我感知之间的关系。对郝璐璐来说，整形美容手术既是一种提升外貌的方法，也是她成为更好的自己的一个途径。她试图通过关注身体外表，创造更良好的自我感知，这说明了当代社会身体与自我之间的重要关系。正如希林（Shilling，2003：4）所提出的，现代社会的自我工程即身体工程。

关于整形美容手术的辩论

另一种批评或许是学术界最常见的，即谴责通过整形美容手术追求美是女性对外表优先的肤浅观念和男性凝视的屈服。有学者认为，整形美容手术是“一种当代的缠足”，体现了女性对男性凝视的屈服。他说：“在某种程度上我们可以说这个社会还是一个男权社会，由男人们制造出一种美，女人们就莫名其妙地被裹挟进去了。”（王晓楠，2005；Cai，2004）

郝璐璐坚持说她做手术的动机不是为了取悦他人，而是为了让自己满意。“我在手术前已经有男朋友了，我不是像有些媒体曲解的那样，为了找男朋友才做手术，而是为自己做的。”她坚持认为，在中国和西方国家，很多女性是为了自己才关注外表，而不是为了男性或者社会。“为自己而做”也是我最经常从选择整形美容的女性那里听到的一句话。王女士是一位20多岁的年轻女性，为了让鼻子更加小巧挺拔她做过一次鼻整形术，她说：

我为自己做的手术，对结果很满意。人生太短，不应该让自己因为长相而不开心。我仔细思考后做了手术。手术后，当我的朋友们问我她们应不应该做手术时，我总会问她们：你是为自己而做吗？如果是为了别人，那么你做手术的原因不对。这应该完全是你个人的事，而不是为了你男友、丈夫或者任何别的人！

因此，选择整形美容手术被称作是一种自我提升和自我实现的方法。这个观点与一些女性主义理论家有关整形美容的争论产生了共鸣：整形美容手术是一种压迫形式还是一种赋权方法？

一些女性主义者（Bordo，1993；Morgan，1991；Wolf，1991）认为整容女性是受害者，因为她们遵从了男权社会和不怀好意的资本市场中女性美的观念。内奥米·沃尔夫（Naomi Wolf，1991）提出了她的著名观点："美貌的神话"是男权社会对女性最后但最有力的控制。沃尔夫指出，女性虽然通过在教育、职业领域获得与男性平等的权利，"打破了权力结构"，但她们仍然陷于另一种形式的控制之下，即她所说的"美貌的神话"。沃尔夫相信，"美貌的神话"是男权和资本市场的阴谋，而整形美容手术则通过复制和延续这种神话来服务于这个阴谋。

另一方面，其他学者（Shilling，2003；Davis，1995、2003；Gimlin，2000、2004）争论说，把整容女性当成只是被误导或引诱的受害者，即所谓"文化傻瓜"，这是有问题的。从这一方的视角来看，整形美容手术可以提高女性的自尊和信心，从而帮助她们形成一种新的自我认同感。他们把整形美容手术看作是一种赋权而不是压迫的形式。凯西·戴维斯（Davis，1995）认为，女性选择做整形美容手术，是因为手术能帮助她们实现具体化的自我感知。戴维斯指出，在探究女性的整形美容行为时，能动性的概念应处于中心位置，因为它能帮助我们理解

“为什么女性会将整形美容手术——一种昂贵、痛苦、危险、贬低自己的行为，当成她们当下最好、有些情况下甚至是唯一的选择”（Davis，2003：12）。

的确，做整形美容手术的女性不一定是被动的受害者，承认这一点很重要。虽然郝璐璐的整形美容手术被医院用作野心勃勃的推广策略来推销其服务，但郝璐璐不应该被当成是一个不懂思考的营销手段的傀儡。通过评估她人生中的实际选项，郝璐璐最有效地利用了她可有的选择。她免费得到了一直梦寐以求的美丽外表，同时也获得了名声，可以让她过上更好的生活。她知道整形美容手术不是一个完美的选择，因为她充分意识到了潜在的巨大代价、要承受的危险和痛苦，但她根据可选项为自己作出了选择。在个人层面上，她通过整形美容手术追求美丽、自我提升和自我实现，表达了她的主观能动性。话虽如此，个人通过整形美容来掌控自己的身体和人生的主观能动性不应该被过分夸大。整形美容手术同时包含了对身体的利用和解放、对女性的奴役和赋权。因而，不能简单地将整容女性看作“受害者”或“英雄”，更重要的是要理解她们的决定、尊重她们的选择，同时对此事保持客观的批判性观点。

身体自主权：“我为自己做主”

在经历了全面的整形美容手术之后，郝璐璐在 2004 年 8 月发行了她的自传《我为自己做主：中国第一位人造美女自述》。

正如书的标题，郝璐璐用个人选择、身体自治的论述，坚决为她的手术做辩护。书的开头是这样的：

第一章　谁是郝璐璐？

巧夺天工：就是人造的美丽远远胜过天然

挑战“美丽”

我叫郝璐璐。

一定有人说：“啊！就是那个人造美女吧？”

是的，我就是那个“臭美”到用自己的身体向“美”挑战并且广而告之、被大众看作没有一点“城府”的女人。

我是一名自由撰稿人，爱好自由，憧憬美丽。

（郝璐璐，2004：1）

在自传中，郝璐璐声明她的身份是挑战“自然美”的“人造美女”，她认可并宣传整形美容手术，爱好“自由”，憧憬美丽。在之前的中国，追求外表美曾被谴责是一种政治错误、自甘堕落的行为，所以当郝璐璐挑衅地宣称她有通过整形美容追求美的自由，尤其当这次手术是整形美容医院的一次实况广告时，这可谓是一个大胆的声明。在宣布挑战自然美之后，她写道：

按照中国人的传统审美观点，我原来的样子也不是很难看，有必要在自己的身上大动干戈吗？除了这样的说法之外，还有更多的居心叵测的猜测，比如很多人在喊着，说我是在进行商业炒作，说我的这种做法是一种商业行为，甚至于很多人在宣称这是对自己和社会的极度不负责任！

听了这些评论，我心里一时间百般迷茫。

我真不明白，为什么人们会这样想我？

我只是已经和将要继续为自己的美丽付出“疼痛”，而这种疼痛是在我身上的，别人对此不可能感同身受，我也没有奢望去强求别人理解，但是他们为什么要这样来污蔑我？

追求美丽有罪吗？……

为什么不让我美丽？为什么不给我美丽的权利？身体是我自己的，追求美丽是我的自由，我对自己的身体进行改变，那也是我的权利。就算你不愿意欣赏我的美，也请不要干扰我、反对我，好吗？毕竟，我没有做影响别人、伤害别人的事情。（郝璐璐，2004：5—6）

考虑到写自传明显是一种吸引注意力的举动，所以郝璐璐是否真的想让人“别管她”值得怀疑。不过，她在自传中对身体自主权的强调似乎很真诚。这些话体现了她对个人选择权和身体自主权的坚决维护：“身体是我自己的，追求美丽是我的自由，我对自己的身体进行改变，那也是我的权利。”

我采访的很多女性都持这种观点，认为每个人都有追求美的权利。23 岁的女大学生陈玲做过双眼皮和隆鼻手术，她说：

我完全是为自己做的手术，因为我知道这能让我更自信。手术后，我不仅鼻子和眼睛形状改变了，而且恢复了斗志和能量。即便它可能没有改变别人对我的看法，但我能感觉到变化！重要的是我能看到、感觉到自己的变化。我感觉像是一个全新的人……有句俗话，“爱美是人的天性”。我们总是被人基于外表作出评价，所以想变美完全合理。我们不应该限制选择的自由，对自己长相不满意的人有权利做整形美容手术。这只是件私事，其他人没有权利看轻任何人！这么做是我自己的选择，我乐意。正如有句话说，“走自己的路，让别人说去吧！”

在陈玲看来，整形美容手术提升了她的自我形象和自信，从这个意义上说，结果令人满意。此外，“走自己的路，让别人说去吧！”这句话概括了一些女性做整形美容手术的决心，体现出她们坚信个人选择，坚信通过整形美容改变身体的自由。强调个人的权利和自由，是女性替她们做整形美容的决定做辩护时最常用的论点。我在采访时听到了很多类似的话，例如“我有权利决定对自己的身体做什么”和“我认为做整形美容手术是一种个人自由”。然而，虽然这些女性宣称她们有权选择对自己的身体做任何事，但很难否认，她们的可选项经常已经被决定好了。看起来是女性在控制自己的身体，但实际上，她们的身体被各种她们几乎或者完全不能控制的力量所包围。在这个意义上，这些女性坚持的整形美容手术的自由选择权可能是一种虚假意识（false consciousness）。

一些女性认为，整形美容是一种将人类爱美天性从中国之前的舆论压力下解放出来的途径。28 岁的王女士做过隆鼻手术，她把做整形美容手术看作是一次解放的体验：

过去做这种事是无法想象的。在我母亲那一代，她们不敢想有关美的事，因为那是“资本主义”的东西。她们为国家的需要奉献了一切。但是追求美是人的天性，它不应该被压制。现在情况不一样了，作为个人，我们有权利选择对自己的身体做什么，这是一种解放。如果是可以负担得起的、安全的，又能让人开心，为什么不接受呢？人不高兴的时候，会去购物，买些让自己开心的东西，我觉得选择整形美容手术也一样。

王女士把可以自由选择如何处置自己身体的她这一代，与“为国家的需要奉献了一切”的上一代进行了比较。这说明，中国女性对身体实践自由的认知，可以从国家的身体政治的变化来理解。对选择和自我实现的强调，突出了中国从共和国初期到现在发生的巨大变革，以前是集体大于一切，现在是个人受到高度重视。此外，王女士将整形美容与购物进行比较。社会控制的放松和消费文化的兴起，释放了人们积攒的对美的消费需求，包括整形美容手术。这些新的强调个人主义、消费主义和享乐主义的身体意识，出现在改革开放后的中国。在这个意义上，郝璐璐和王女士可能是新一代中国女性中的任何一人，她们违反了早前的传统规范和价值。她们这样的女性，是化妆品以及美容产品和服务的主要消费力量，而且更关注以消费主义、个人主义和享乐主义为特征的生活方式。郝璐璐和王女士等中国“人造美女”的出现，凸显了从改革开放前的革命者身体到改革开放后的消费者身体这一身体政治的转变。但这并不意味着新的身体政治解放了当今中国的女性，实际上它通过消费文化控制着女性的身体，这是一种更微妙、更精巧的控制方式，但依旧还是控制。

总之，不管将女性的整形美容决定完全视为一种社会强迫，还是完全看作是个人的自由选择，都是把问题过于简单化了。如凯西·戴维斯所写，“我们需要找到方法，将整形美容手术当作女性面临的一种复杂、两难的情况来研究，它既是问题也是解决方式，既是压迫也是解放，合而为一”（Davis，1995：67）。本书分析的，正是中国的语境下这种复杂的两难情况。下一章将进一步探讨，在当今中国，社会结构如何限制和塑造女性的整形美容决定。特别是，我会分析整形美容手术是如何被中国女性视为一种为了获得“美丽资本”的“投资”。

2

第二章

社会转型中的『美丽资本』

Buying Beauty

Cosmetic
Surgery
in
China

第三节　“漂亮就是资本”

中国20世纪70年代末实行经济改革和对外开放以来，经济重组对就业造成了冲击，而女性则深受其影响。本章聚焦于经济转型和社会变革对女性选择整形美容手术的影响。人们有时认为整形美容手术是电影明星、精英阶层和富人的特权，但现在中国的情况并非如此，实际上选择整形美容的女性来自各个年龄段、阶层和社会群体。在本章中，我将探讨越来越多的中国高中生和大学生，尤其是女性，奔赴整形美容诊所和医院提升自己外貌的现象。从全球来说，青少年整形美容手术当然不是新鲜事物，但这股潮流在21世纪头十年的中国尤其强劲。

来自父母的礼物和美丽资本

如前文所述，《孝经》中有云，“身体发肤，受之父母，不敢毁伤，孝之始也。”中国传统智慧认为，一个人的身体是来自父母的礼物，必须珍视这件礼物才是孝顺。然而，现实中发生的却是另一个版本的故事。有的父母把整形美容手术当礼物送给孩子，尤其是女孩，作为一种奖赏或投资，这种情况如今并不少见。

2006—2007年，我偶尔会走访京郊的中国医学科学院整形外科医院。我一般会在医院二楼的休息大厅进行观察，有时也会做采访[1]。医院位于郊区而不是北京市中心，作为中国（也可能是全世界）最大的整形外科专科医院，每年都会吸引成千上万来自中国各地的人。到了夏天，前来咨询或做整形美容手术的青少年和大学生人数会明显增加。在休息大厅，总会有几十个年轻人等着咨询或手术，其中多数是女孩。她们大多是刚经历完高考的高中生和即将毕业的大四学生。大部分青少年有母亲陪同，一些大学女生则是和好朋友一起或者独自前来。暑假本应是让不堪重负的学生得以放松的一个时期，但对这些年轻学生而言，却变成了另一段充满压力的时间。在这个大厅，围绕她们即将做或已经做完的手术，我和这些年轻女孩交谈过很多次，有时也会和她们的母亲交流。

2006 年 7 月的一个下午，我附近坐了一位看起来有点不安的中年女性。我把座位移到她旁边，开始和她交谈。童女士是一位四十多岁的母亲，正在等候她在手术室里做双眼皮的女儿。她女儿小娟 18 岁，6 月刚考完高考，成绩很好，可能会到北京一所著名大学就读会计专业。童女士遵守承诺，送了小娟价值 2000 元的双眼皮手术作为高考成绩优秀的奖赏。以下是我与童女士的对话录音[2]。

我：你为什么会支持女儿做整形美容手术呢？是她自己要求的还是你提出来的？

童：她要求的。我一直知道她不满意自己的长相，她抱怨说没遗传到我和她父亲的好基因……如果是20年前我们那一代，我会要求她保持原本天生的样子。但是现在的社会竞争这么强，对工作和各种资源的竞争这么激烈。她是一个聪明可爱的女孩，这几年学习这么用功。如果眼皮上多一道褶子能让她更开心、更有竞争力，为什么不同意呢？

我：你考虑过可能存在的风险吗？有没有担心过结果可能和你们期望的不一样？

童：当然考虑过！所有的手术都有潜在风险。所以我选择了这家医院而不是其他的。作为一家享有盛名的医院，我想它一定更在意自己的名声。我绝对不会让我女儿去私人诊所，私人诊所的医生大多是庸医。而且，我只让我女儿做一个双眼皮手术。我觉得这种小调整的手术技术已经很发达了，我绝不会允许我女儿做隆胸之类的手术。

我：你丈夫也支持这个决定吗？

童：一开始他有点犹豫，但是没反对。只要我们在一家名声好的医院选一位有名望的医生，他就同意。相比十年前，现在的社会对整形美容手术的态度要包容得多。

我：你有朋友支持他们的女儿做整形美容手术吗？

童：有，我有一个好朋友也支持她女儿整形美容。她女儿是刚毕业的大学生，我听说她老抱怨说女儿想找个好工作太难。肯定是这样的，对女孩子来说更残忍，因为她们的机会比男孩少。虽然我一直告诉我女儿，一个人最重要是要有好的性格和能力，但我知道外貌在现在激烈的就业市场上绝对是一个重要因素。如果别的父母已经为女儿的外貌投资了，我也得为我女儿做点什么。你知道，作为父母，我要为女儿的将来竭尽所能。

为了我女儿的将来，一张漂亮的脸蛋是笔划算的长期投资。

“为了我女儿的将来，一张漂亮的脸蛋是笔划算的长期投资”，这句话典型地反映了一些中国家长支持女儿做整形美容手术时的态度。这次对话和我在田野调查中搜集的其他对话材料非常类似：父母为女儿支付手术费用，作为通过高考的奖赏或者对她们未来事业、婚姻的投资。从全世界来说，青少年选择做整形美容手术当然不是新鲜事物，但是在近年来的中国，这已经成了一种特别的潮流。总体来说，中国整容女性的年龄范围比西方女性要年轻得多。例如，根据美国整形美容外科研究院数据：

2002 年总共进行了约 86 万次整形美容手术，手术对象大多是女性……其中三分之一的整形美容手术对象年龄在 35—50 岁之间，另外有 22% 在 26—34 岁之间，18% 的人年龄在 25 岁以下。（Rosen，2004：26）

25 岁以下的女性明显不是美国整形美容手术的主要顾客群。然而在中国，虽然缺乏官方的全国性数据，但很多报道都说高中和大学女生是中国寻求整形美容手术最常见和最热心的群体（《北京青年报》，2001；关德来，2003；《哈尔滨日报》，2002；姜云霄，2001；李梅、王雨婷，2002；刘虹，2002；《上海日报》，2005；任常青、桂杰，2003；杨潇慧，2002；杨霞，2003；游海洋，2001；王艳辉、崔翼琴，2001；赵新陪，

2003）。根据 CCTV 在北京、上海和重庆开展的一项调查，做整形美容手术的人 40% 以上是大学生，30% 是高中生（Zhou and Li，2005）。有些父母似乎也非常愿意从他们的收入中拿出一大笔钱，支持女儿的整形美容决定。根据在南京做的另一项调查，85% 做整形美容手术的女孩都得到了父母事先同意（Zhou and Li，2005）。中国做整形美容手术的青少年和年轻人大幅增加，登上了很多新闻头条，例如“学生为就业挥金整形美容”（《上海日报》，2004），“学生和求职者夏天忙整形美容”（新华社，2005b），“面对严峻的就业市场，学生们做手术寻求优势”（《人民日报》，2006）。

这些媒体报道确认了我观察到的情况。在寒暑假和劳动节、国庆节等全国七天小长假期间，我去不同的诊所和医院，总会碰到年轻学生尤其是女大学生去做整形美容手术。这些年轻学生想做的有从头到脚各种手术，但基本上想调整脸部的比调整身体的多，双眼皮和鼻整形是两种最常见的手术。在可选择的各种整形美容手术中，通过切缝或缝合眼睑来制造双眼皮是花费最少的，不同的手术地点的价格从 800—4000 元不等。隆鼻手术的价格范围是 2000—4000 元，视植入鼻梁的材料种类和手术地点而定。除了在眼睑上切缝和在鼻子里放垫料，一些年轻女孩还会做去除下颌骨和磨平颧骨的手术。我见到的大多数年轻学生都说，只要手术安全、费用在可承担范围内，父母都支持他们的决定，有些女大学生也会做兼职为手术存钱。当我问她们整形美容的动机时，最常见的答案是为了在就业竞争中突出自己。

陈静，对外经贸大学经济学专业23岁的学生，和很多20岁出头的大学生一样，愤愤地描述了找工作的艰难程度：

说实话，从去年10月开始我几乎参加了所有我知道的就业推介会。只要听说有招聘会，我肯定会去。不管是什么样的招聘会，总会有毕业生蜂拥而至，不管是什么样的工作岗位，都会收到一大堆简历。我觉得太可怕了！中国什么都缺，就是不缺人！

为找到一份满意的工作，在经过一段艰难的时间后，她意识到外表可能和她的内在同样重要。

我太天真了，以为只要努力学习，就能找到好工作。所以当班里的漂亮女生和男生出去玩的时候，我却待在图书馆。但是快毕业的时候，漂亮的女生和男生们却比我更容易找到工作。这太不公平了！我特别沮丧！为了得到一个展现自己能力的机会，首先我需要简历上有一张好看的照片。一张大学毕业证不能保证我找到工作，我需要一个优势来突出自己。

陈静下定决心要在北京找工作，她花光了所有兼职的积蓄，并向朋友借了钱去做双眼皮和隆鼻手术。相信长得更漂亮就能有更好的工作，这种想法促使越来越多的中国大学生花大量的钱做整形美容手术，以提升外貌，增加找到好工作的机会。尤其是在北京这样的大城市，因为有全国各地的年轻人前来，竞争更加激烈。陈静告诉我：

我来自贵州一个偏远的村庄。我真的不想回去，在那里度过我的余生。我家里没钱，在北京也没有“关系”，我不能指望父母帮我找到工作。我愿意付出一切代价留在北京。这是一个讲美的时代！漂亮就是资本！

“漂亮就是资本”概括了这种正发生在中国年轻女孩中的现象，她们把通过整形美容获得美丽外表看作一种投资，认为能给她们带来就业市场上的优势。在《资本的形式》（Bourdieu，1986）中，布迪厄将资本的概念从经济维度扩展到了其他维度，即非物质和非经济的资本形式，尤其是包括象征资本和社会资本。布迪厄认为（Bourdieu，1986），文化资本是一个人拥有的知识、技能、教育和优势，让他们在社会中有更高的地位；社会资本是人与人之间长久的交换网络产生的资源；象征资本指的是一个人基于荣誉、声望或认可能获得的资源，是文化价值观的权威体现。布迪厄提出，不同种类的资本可以交换并转化成其他形式。布迪厄的资本理念为我们提供了一个概念工具，用以探讨美丽的外貌是如何成为一种可以投资、转化和交换的“身体资本”和“性资本”（情色资本）的。借助布迪厄的概念框架，学者们研究了人类在身体和性方面的互相吸引。

克里斯·希林认为，身体资本的概念“阐释了人们对肉体的尺寸、形状和外貌的重视”（Shilling，2004：474）。理查德·莱特（Light，2001）用身体资本来指代经由社会实践以及任何形式的身体特征，包括运动技巧、美、举止、体力等体现出来的文化资本，它可以转化成其他形式的资本。其他学者提出，具象化或具体化的资本形式即性资本，或情色资本（Green，2008；Farrer，2010；Hakim，2010）。格林（Green，2008）把性资本定义为，个人拥有的诸如外表等可以引起另一人性反应的特征的质量和数量。有些特征可以归为无法改变的一类（例如肤色和身高），而其他则可以通过化妆、健身、整形美容手术等人为获得。性资本与其他形式的资本可互相转换。

凯瑟琳·哈基姆对情色资本的定义不仅仅是性吸引力，她把情色资本列为除经济、文化和社会资本外的第四大个人资产。根据她的观点，情色资本是身体吸引力和社会吸引力多层面的结合，有六种不同的元素，即美（beauty）、性吸引力（sexual attractiveness）、社交技巧（social skills）、活泼（liveliness）、社交表达能力（social presentation）和性（sexuality）（Hakim，2010：500—501）。哈基姆认为美是情色资本的"主要元素"，并且说"在富足的现代社会，可以通过塑身锻炼、努力练习和技术帮助获得极高水平的情色资本"（Hakim，2010：507）。哈基姆认为，普遍来说女性拥有的情色资本远远超过男性，"这让她们在与男性的谈判中有一项巨大的潜在优势"（Hakim，2010：505）。她指出，在阻止女性运用情色资本这件事上，男性和女性主义都应该受到责备。

因为女性一般比男性有着更多情色资本，所以男性否认情色资本存在或者有价值，并且采取措施保障女性无法合理利用她们的相对优势。女性主义者则加固了反对运用情色资本的

“道德”立场。（Hakim，2010：499）

因而，虽然迷人外表和性对女性而言是有力资本，她们在使用这一资本时却会产生罪恶感。为了抵制这种偏见，哈基姆把情色资本看作是女性在择偶和婚姻市场中的“王牌”，并总结说情色资本是“女性改变自身社会和经济地位的关键因素”，倡导女性应该自觉地充分利用情色资本来确保社会地位和事业成功。

哈基姆关于情色资本的论点具有煽动性。一方面，她的观点与我采访过的一些年轻学生一致，认为拥有美丽的外表就是拥有一种资本，做整形美容手术则是为了提高社会地位和事业成功的几率而进行的身体投资。正如上文引述的采访者所说，“一张漂亮的脸蛋是笔划算的长期投资”，“这是一个讲美的时代！漂亮就是资本！”在一个沉迷于身体美的文化中，美的确成为了一种资本。然而，关于女性如哈基姆所倡导的那样，有意利用这种身体资本或者情色资本所应该把握的度，仍存在争议。虽然这种资本在短期内对个人可能有用，但从长期来说，它会巩固造成对女性不公和歧视的审美体系，从而剥夺女性的权力。在这种意义上，哈基姆的论点粉饰了最初引导女性利用情色资本的根本原因。正如在下文将讨论的那样，对女性美的沉迷和就业市场中基于外貌的歧视，是促使女性通过整形美容获得身体资本和情色资本的重要原因。

大学扩招和严峻的就业市场

在听取学生和家长关于求职难的反复抱怨后，我们来看看中国就业分配体系的变化和近年来高校毕业生失业率的攀高。

童女士支持她的女儿做双眼皮手术，在谈到为什么大学毕业生找工作越来越难时，她对中国教育体制正在发生的变革作了简单而深刻的评价：

> 20年前，在我那个年代，大学学历就是“铁饭碗”的保证。那个时候，在国家统一分配体制下，每个大学毕业生都能在单位里得到政府指定的工作。但是，大学毕业就会有工作已经是过去的事了，曾经光荣的大学毕业生身份现在已经什么都不是，只是意味着激烈的就业竞争。对我女儿这一代来说，扩招后每个人都有大学学历了，都得争夺有限的工作机会。

童女士的话提到了中国近几十年来工作分配体系的转变和大学毕业生数量的增加。新中国成立后，政务院（1954年被国务院取代）在1951年规定，国家将为所有大学毕业生分配工作，被称为“国家统一分配”。在“文革”期间，中国高等教育遭到严重破坏，招生和教学一度停摆；但1977年恢复高考后，20世纪80年代初，高等教育部门再次执行起“国家统一分配”政策。在这种体系下，政府将毕业生分配到单位的终身岗位上去。那时，毕业生不必为找工作担心，但实际上并没有事业选择权。然而，随着中国的经济改革向市场化方向发展，这种体系在

20世纪80年代末很快淘汰，被“双向选择”所取代，即允许学生和雇主互相选择的工作分配体系。在20世纪90年代中期，政府启动进一步的高等教育改革，包括“自主择业”体系。这种从国家统一分配到双向择业再到自主择业的变化，体现了教育体系内从计划经济到市场经济的转变。当中国政府停止为大学毕业生分配工作后，这些新出炉的毕业生不得不独自面对就业的挑战。

童女士提到的另一个重要词语是扩招，即加快扩大中国高等教育招生规模的政策，这一政策给毕业生就业带来了困难。20世纪80到90年代，高等教育改革逐步进行。然而，转折点发生在1999年，中国政府决定通过扩招政策加快高等教育发展速度。该政策的两个特征是：高等教育的商品化和大众化。虽然官方宣布这一政策是为了应对日益增长的高素质劳动力需求，但高等教育扩张更直接的动机是为了刺激1997年亚洲经济危机后低迷的国内消费，减轻城镇失业率上升的压力（Bai，2006；Soo，2008）。中国经济学家预测，未来几年随着中国经济的发展，大学毕业生就业将比1999年轻松。在这种背景下，1999年的扩招政策被用来加快高等教育招生规模的扩张速度（Bai，2006；Soo，2008）。

表3显示了1990—2007年中国高等教育行业的基础数据。如图所示，1990年代的大多数年份，招生数量缓慢上升。然而，1998到1999年新招收的学生数量从108万猛增至159万，增幅达47.4%。1999年之后的高等教育机构招生数量持续大幅增加。2007年招生数量为565万，是1998年的5倍多。

表 3　普通高等教育学生数量

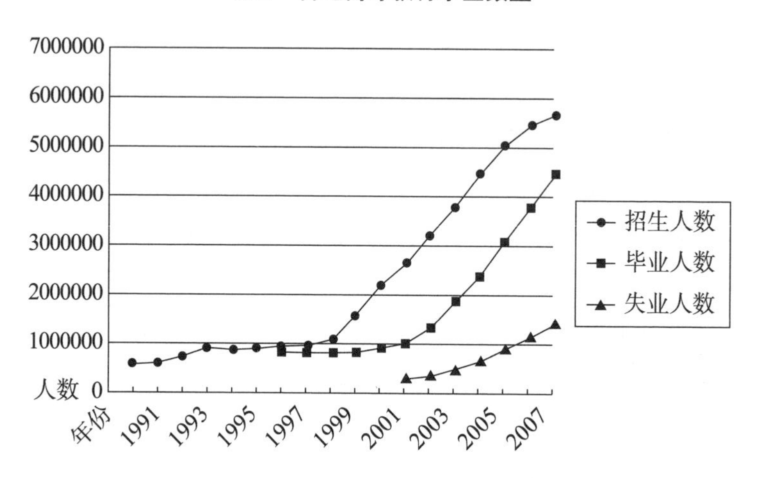

大量招收大学生暂时缓解了 20 世纪 90 年代末期就业市场的压力，但是在之后造成了更大的压力。随着大批新毕业生进入就业市场，劳动力市场对他们的接纳能力吃紧。表 3 清楚地显示，扩招政策实施四年后，2003 年毕业生数量显著增加，一个关键的问题是，这些应届毕业生中有多少找到了工作。可惜，与新生和往届毕业生的数据相比，应届毕业生的失业率数据不够清楚准确。根据教育部发布的数据，2001—2007 年间，大学毕业生失业人数从 34 万上升到了 144 万，意味着 30% 左右的应届毕业生没有工作。随着工作分配体系的快速变化和高等院校大量扩招，有限的工作岗位无法满足数量巨大的新毕业生需求。所以，为什么过去十年间年轻毕业生就业困难的问题会频繁登上新闻头条，原因一目了然。随着每年数百万毕业生涌入就业市场，学生们试图通过一切手段获得就业优势。年轻毕业

生中出现了各种潮流，例如“研究生热”、“证书热”、“出国热”以及“整形美容热”。在这种环境下，我们就能够理解为什么众多中国父母好像都愿意贡献几个月的工资，让女儿在竞争激烈的就业市场中获得优势、脱颖而出。

整形美容市场从1990年代起就逐渐扩大，但是直到21世纪初期尤其是2003和2004年才加速发展成现在的样子。从2003年起，中国人被各种关于迅速发展的整形美容业的故事持续轰炸：例如我们已经知道的中国首位“人造美女”的出现，首例因歧视“人造美女”而起诉选美比赛组织方的诉讼案，首届人造美女选美比赛，以及第一份中国美容经济年度报告的发布。不管是不是巧合，整形美容市场的繁荣与进入就业市场的毕业生人数增加发生在同一时期。虽然两者可能没有直接的因果关系，但对个人外表以及整形美容手术越来越多的关注，的确与越来越大的毕业生失业压力有关。随着大学招生的大规模扩张，每年有数百万毕业生涌入就业市场，就业压力导致年轻学生，尤其是女学生，试图通过一切手段在严峻的就业形势中获得突出优势。但是，长得漂亮如何为学生带来求职优势呢？这个问题可能比我们乍然之下所想的更为复杂。

职业性别隔离和就业歧视

我采访的大多数人都对以貌取人而非根据才干评价人的现象进行了批判，但他们都认同，在当下的中国，外貌在招聘中经常是决定性因素。中国传媒大学大众传播专业22岁的毕业生张琳做过鼻整形手术，并且打算做下颌骨去除术让脸变小，在回答“漂亮在工作招聘中有什么作用？”这个问题时，她说：

的确，我们不应该只根据一个人的外表来评价她。但是你知道，如果公司还是偏向漂亮、个子高、苗条的女生，我能怎么办呢？我不得不在简历上贴写真照，有时一些公司甚至要求在简历中写上身高体重。我不认为这是对的，但这就是事实！……我班上有些漂亮的女孩，因为长得好看很轻松就能找到兼职工作，我以前觉得自己永远不可能成为她们中的一员。但是去年我过完暑假回来后，惊奇地发现有两位同学的脸不一样了，她们眼睛变大了，脸变瘦了，鼻子变小变高了。其中一个已经跟一家媒体公司签了初步合同。我也去那家公司面试了，但是没有得到那份工作，而她得到了。我觉得这太不公平了！我的学习成绩比她好得多，而且我确信我面试表现也比她好，但是他们却选择了她而不是我，这太不公平了。唯一的解释就是她比我高，做手术后也比我漂亮……我不认为漂亮的脸庞就是一切，但它绝对能带来优势，是一块敲门砖。

张琳和很多选择整形美容手术的学生观点一致：通过做整形美容手术，一个长相普通的女孩可以变漂亮，有了美这项资本，就有更大的机会获得更好的前程。张琳描述了她想找一份理想工作时遇到的困难：

过去 6 个月，我参加了 20 多场招聘会，投了 100 多份简历，但现在我还是在求职中……找工作时，男生总是能比女性得到更多机会；如果你是一个女孩，最好要有一张漂亮的脸蛋和一双大长腿。你不知道有句很流行的话叫“漂亮脸蛋出大米”吗！

抱怨完就业市场的残酷，张琳大声说：“你不知道长得漂亮对找工作有什么用？去一次招聘会就能弄明白了！”所以，在 2007 年 1 月一个寒冷的星期天，我去北京的中国国际展览中心参加了一场招聘会。我 10 点左右到达那里，被招聘大厅里汹涌的求职人群震惊了。那里异常拥挤吵闹，人们拿着简历被紧紧挤在一起，我几乎无法动弹，只能随着人流走。在一些银行和信息技术公司的展台前，等着投简历的队伍让人望而却步，展台上简历堆积如山，一些安保人员大声吼叫着试图维持秩序。那里看起来就像是战场，焦虑的求职者们像是将自己投入了一场残酷的求职战争。

我认真阅读了不同招聘海报上的限定条件和职位要求。男性和女性的工作隔离很明显，很多招聘广告公开注明要求应聘者是男性或者女性，或者“男性优先”、“女性优先”。文书、秘书、公关人员、服务或销售人员、值班经理和翻译等岗位通常要求女性，而技术人员、工程师和信息技术服务人员大多要求男性。除教育背景和工作经历外，很多广告注明了对性别、年龄、婚姻状况、身高和外貌的要求。在某些有性别要求的广告中，写了对女性外貌和身高的详细要求，寻找“品貌端庄”、“形象好”、“气质佳”、“身高 1.65 米以上”等等之类的应聘者。对于男性，招聘广告很少有外貌要求，不过身高要求却很常见，一般都是要求1.75米以上。另外，很多招聘广告中出现了年龄限制，如“30岁以下”或“40岁以下”。对外表、身高、性别和年龄的严格要求，揭示了为什么在当今中国的就业市场中美很重要。

根据这次招聘会上的观察，我就招聘过程中针对女性的歧视问题，采访了一些招聘者。梁先生在过去8年间做过3家不同公司的人事经理，他的回答如下：

如果男性和女性的条件相似，我一般更偏向男生。我个人并不歧视女性，但是基本原则是为公司选择最好的。女性无法像男性那样独自出差，而且她们生孩子期间会给公司带来损失。但有的时候，像秘书、公关等一些岗位，我肯定更偏向女性……如果一个漂亮的女性和一个普通长相的女性条件相似，我当然会选漂亮的那个，这很正常！外貌不是唯一的标准，我们当然要考虑她们的能力和品格，但既然都是本科学历，为什么不选漂亮的呢？因为面试中是面对面的交流，所以良好的第一印象当然很重要。求职者长得好看的确能加分。

以经济效益为名义，女性在录用时有可能被排在男性后面（而解雇时则会排到男性前面，后文中会讨论），漂亮女性比长相一般的女性更有优势。另一位人事经理杜女士，也为招聘时筛选应聘者外貌进行了辩护：

我们一般对女性应聘者的外貌要求比男性应聘者高，因为女性和男性的工作不同。你知道，男性在工作中一般是跟事打交道，而女性则通常是跟人和关系打交道。很多情况下，尤其是在跟顾客的沟通中，漂亮女性的确会因为长相而获得优势……而且，她们代表着公司形象。不管你是否承认，我们生活在一个“以貌取人”的社会。

我在招聘会的观察所得和两位人事经理的话指向了就业市场中两个重要的问题：基于性别的职业隔离；基于性别、年龄、外貌和身高的就业歧视。职业中的性别隔离一直被认为是女性发展的障碍，让她们不能和男性一样平等地从事各类工作、晋升到更高岗位。随着中国经济的发展，一些学者认为女性有了更多选择和就业机会（刘小京，1994），但另一些学者争论说，相比男性，女性失业和被解雇的风险更大，而且职业性别隔离越来越严重（刘伯红，1995；谭琳、卜文波，1995；Cai and Wu，2006）。一些研究显示，虽然过去十年间女性劳动力参与率有所提高，但职场的性别隔离和歧视仍然是女性遇到的一个重要问题（Cai and Wu，2006；林聚任、赵萍，2000；刘德中、牛变秀，2000；赵瑞美，2004）。例如，根据三个时间点（1985、1993和2000年）、三个省份六个城市[3]2373份问卷的抽样数据，蔡禾、吴小平（Cai and Wu，2006）对职业性别隔离和不平等进行了纵向比较：

从改革开放初期到20世纪末，我国的性别差异在扩大，女性遭遇的不平等在加深。在职业的性别隔离方面，存在性别隔离的职业类别变多了，其中，对女性隔离的职业数目远多于对男性隔离的职业数目，白领职业中对女性的隔离程度大于蓝领职业中的隔离程度。（Cai and Wu，2006：36）

这一观点与一篇对深圳两大报纸上招聘广告的分析结果相同，分析显示，技术、管理和决策岗位更愿意招男性，而服务业则更喜欢招女性，尤其是漂亮的年轻女性。王晓华对《深圳特区日报》和《深圳经济日报》上的招聘广告进行研究，分析了 1999 年 10 月的 31312 则和 2002 年 10 月的 36506 则招聘广告。结果显示 1999 年 41.6% 和 2002 年 41.9% 的广告都注明了性别要求（王晓华，2003：56）。在 1999 年 12877 则有性别要求的招聘广告中，64.1% 要求男性，35.6% 要求女性。除了对她们开放的岗位数量少于男性之外，女性申请高层职位的机会也比男性少。在 63 个高层职位空缺中，71.4% 要求男性，2686 个中级职位空缺中，88.5% 要求男性。而且，在机械、信息技术、电子、建筑、环境保护、邮递和通信、灌溉作业和电力领域，95% 以上的招聘广告要求男性，而秘书、服务人员、翻译、公关人员、美容师和美发师等岗位则 80% 都要求女性。这些数据清楚表明，劳动市场被分割成了男性岗位和女性岗位，技术管理人员等职位更偏爱男性，就像销售、文书和服务人员等岗位偏爱女性一样。

王晓华进一步指出，那些女性可以申请的岗位，招聘广告中有更多年龄、外貌方面的要求。在对女性开放的岗位中，88.3% 都明确要求 30 岁以下，而在对男性开放的岗位中，

44.3% 要求应聘者年龄在 30 岁以下。而且，有 102 则招聘广告中有对于女性外表的要求，而对男性外表有要求的广告只有 15 条（王晓华，2003 :57）。王晓华的研究明确显示，女性应聘者，尤其是年轻毕业生，在求职过程中要面临更多外貌上的偏见和歧视。相比男性求职者，女性获得的机会更少，而在这本来就少一些的机会中，当身高、体重、年龄和外表都会影响结果时，就能够理解为什么越来越多的中国女性认为在残酷的就业竞争中美是一种资本。

女性求职者经常因为长相、身高等身体特征而被拒绝。例如，公立的南昌航空工业学院为国家航空公司招聘空服人员时，要求应聘者穿着比基尼上台展示（Kahn，2004）。更令人震惊的是，一所职业学校组织了 30 名最高年级的学生（其中大多数是女生），在毕业前集体咨询整形美容医生。根据何辉、刘丹（何辉、刘丹，2007）报道，湖北省武汉市的武汉长江职业学校在 2007 年 12 月，送了 30 名女学生前去武汉中韩整形美容医院进行咨询。这些学生都来自该校的航空服务班，据说长得又高又漂亮。为了在第二年的航空公司空服人员招聘中获得优势，这 30 名 17—18 岁的女生被组织去进行整形美容手术咨询。据校长助理聂福东说，对航空服务班的学生来说，整形美容手术是“形体塑造计划”的一部分，这个计划旨在提高学生内在礼仪和外在样貌（何辉、刘丹，2007）。聂福东说，学校为这些学生安排了定期的形体塑造课程，其中包括每天至少三小时的身体锻炼，以便塑造并维持良好的体型。对她们的体重控制也很严格，她们晚餐只允许吃一个苹果，并且要每两天记录一次体重。聂福东表达了他对学生做整形美容手术的看法，“学生渴望通过（手术）矫正身体上的小瑕疵，让自己更完美，我觉得这很正常”（何辉、刘丹，2007）。虽然这可能是个例，但整形美容手术成了一所职业学校“形体塑造计划”的例行公事，这一事实证明，就业市场现存的外貌歧视已经被制度化。

这种性别和外貌歧视不仅仅发生在那些从业人员“应该”有“吸睛”外表的职业，例如女演员、模特、女乘务员和公关人员，甚至在一些通常与外貌并不相关的岗位也存在，例如政府机关的公务员。根据中国政法大学 2007 年对包括北京和广州在内的 10 个城市 3454 人开展的一项调查，就业过程中的歧视现象在中国普遍存在。根据新华社报道（新华社，2007）：

86% 的调查对象说中国就业市场存在歧视，51% 的人认为歧视现象严重……调查显示，政府部门歧视现象普遍，性别、籍贯、身高和外貌是四个最经常被提起的标准……调查负责人、中国政法大学教授蔡定剑说，“就业歧视不仅存在于公司，政府部门同样也有”。

某些女性因为没达到身高、体重和长相方面不成文的规定，应聘政府工作被拒，关于此事曾有广泛报道（Wang，2007）。例如，卡恩说，陈红萍，一位 35 岁、身高 1.56 米的女性，因身高问题在应聘某政府岗位时被拒。那个城市招聘法律事务官员，陈红萍笔试取得了高分，面试时给考官留下了深刻印象，进入了从 600 多报名者中筛选出的 80 人入围名单。然而，当她按要求进行第二次体检后，却被告知她不能得到那份工作，因为她比 1.58 米的不成文身高要求矮了 2 厘米。“他们想招最高或最漂亮的人，因为能让他们（政府部门）面子上好看……但是这对其他所有人来说太随意太不公平了。”（Kahn，2004）陈红萍当然不是唯一一个因为严格的身高和体型要求而被政府部门拒绝的人。后来，她发现另外 19 位入围的候选人也因为没达到身高要求被拒绝，她说服了其中 5 人和她一起起诉当地政府（Kahn，2004）。还有报道说，某省政府在 2004 年招聘公务员时，其中一项针对女性的标准是“乳房对称”。在引起公众的强烈抗议后，这项要求才被去掉（Kahn，2004）。身高和乳房与求职者完成岗位任务的能力完全无关，然而，当政府公务人员招聘对身高和乳房对称有要求时，对外貌的过度关注已经被制度化了。

面对制度化的基于外貌的职业歧视，有的人可能会选择通过整形美容来达到成文或不成文的外貌要求。比如，根据荣娇娇、温驰华（荣娇娇、温驰华，2003）的报道，在应聘公务员被拒后，一位年轻女性决定整形美容，当作“一项终身投资”：

她是上海一名 22 岁的商科专业学生，希望我们仅以张女士称呼她。张女士今年年初应聘某公务人员岗位时，虽然专业方面符合要求，却仍被拒绝。这位身高 158 厘米的女性说，“我没得到那份工作是因为长相，或者准确说，是因为身高。”这促使她想人工弥补天然的不足，打算做手术改造自己的身体、抬高鼻梁。她说，“这是一项终身投资，能帮我找到更好的工作和理想的丈夫。”

除了海报上明确写出的显而易见的歧视和偏见，有些公司看似合理的要求之下却隐含偏见。隐藏的对女性的偏见和歧视更难避免。因为几乎没有禁止外貌歧视的相关法律，所以遭遇外貌偏见的女性很难维权。只要外表在招聘中仍然是一个决定性因素，就会有一些女性选择整形美容，从而让自己在越来越残酷的就业市场中占有优势。这刺激了近年来整形美容业在中国的急速发展。

性别期望，外貌和婚姻

随着中国劳动力的大量富余，对理想工作的竞争毫无疑问是残酷的。但是，虽然男女在就业市场中都面临着激烈竞争，相比男性，女性遭遇的外貌方面的限制和歧视更多。从根本上说，对女性美的过度关注植根于老旧的女性性别角色。中国传统文化中，对男性的角色期望是实现家庭生活以外的职业成就，而女性则被鼓励要维持容貌、培育内在美德，而不是增长才干，就像俗话说的那样，“女子无才便是德”。虽然近几十年来，中国的性别角色发生了巨大变化，但一些传统的性别规范却丝毫未受影响。比如，对女性外貌的重视仍旧超过对她们能力和才干的重视，就像另一句著名的成语所说，“郎才女貌”。对女性美的过度关注不仅存在于职场，婚姻中也同样存在。

2004 年，北京大学妇女研究中心针对中国男性和女性关于性别角色的看法进行了一次网上调查，结果揭示了这种“郎才女貌”观点的流行程度。一共有2493名参与者在网上回复，提交了896份有效回答，其中71.7%是女性，28.3%是男性，将近75%的调查对象都表示接受过高等教育。北大妇女研究中心说（*Women of China*，2005：71—72），调查显示在男性对性别角色的预期方面，传统观念如“男主外女主内”依然很有影响力。63.4%的男性调查对象要求自己取得事业成功，而只有不到一半的女性（45.8%）关心职业成就。这说明，女性调查对象在事业成功方面感受到的压力比男性小。调查还显示，虽然76.2%的女性调查对象对自己的职业能力有信心，但仍有40.5%的女性赞同“干得好不如嫁得好”的流行说法。大多数调查者（87.8%的男性和75%的女性）认为美对于职业女性来说是一种优势。调查还显示，在选择结婚对象时，72.4%的男性调查对象将女性外貌姣好当作最重要的标准之一，而只有不到一半（45.8%）的女性调查对象认为外貌是重要条件。总体来说，调查显示，在中国人眼中，“郎才女貌”对男女两性来说都依然是有影响力的性别角色期望。自然，这种性别规范在中国婚姻市场上也得到了例证。

某天，一则轶事报道吸引了我的眼球：中国一位富豪花了21万元，在上海某家报纸上刊登了一条占据整个版面的征婚广告，并购买了5000份报纸，在上海的大学里发放（《东方晨报》，2005）。这条整版广告刊登在2005年11月22日《新民晚报》的第九页。在“找寻爱的涟漪”这个浪漫的题目下方，广告描绘了一位来自深圳的成功商人，身高1.77米，年近40，年平均收入不低于1000万元。这位富豪结束了一段失败的婚姻，和他9岁的儿子生活在深圳。在广告中，他列出了以下关于理想配偶的要求：

> 如荷花般清丽脱俗、温柔贤淑的女孩，拥有白皙的肌肤和苗条的体态，身高165cm以上，接受过正规大专以上良好教育，知书达理、秀外慧中，至今冰肌玉骨，身心纯洁，拥有传统的家庭观念，愿意做全职太太的26岁左右的女孩（教师、医生最佳，在校学生亦可），你可愿成为我的灵魂伴侣？期待与你相见！（《新民晚报》，2005）

广告要求，有意向的候选人需随简历寄一张特写照片和两张正面照。这位富豪还允诺，不管谁帮他找到了未来的妻子，都会奖励一次海外旅行。

这则广告并不是独一无二的，过去几年，上海、广州、重庆、武汉、昆明和中国其他大城市各种报纸上都出现过类似广告。虽然男主人不同，却是同一个故事：某中年富商（通常已离异）广告征婚。更准确一点，这位理想中的爱人要年轻、美丽、苗条、高挑、受过良好教育（不过，据推测不能比该男性学历高），当然，要是处女。如上文广告中描述的那样，她应该“如荷花般清丽脱俗”。这些富豪是真的指望通过这种滑稽的方式找到灵魂伴侣，抑或只是想炫耀自己的财富，还存在争议；但事实是，这种广告总是在很短的时间内收到数百甚至数千份女性回复。能花几百万元打广告寻找妻子的富豪只是少数，但是，任何一份带有个人征婚广告的报纸都传达着同一条信息：评价女性是根据“美”和“德”，而评价男性则是根据“富”和“才”，“郎才女貌”的原则从来没有过时。

所以，获得就业优势不是女性寻求整形美容手术的唯一原因，也有人为婚姻而整形美容。2005 年，CCTV 下属的益派市场咨询有限公司和中国最有名的门户网站之一的新浪网，联合开展了关于中国女性对整形美容手术看法的调查。一共有 5254 人参加了这次调查，调查结果在 2005 年 10 月 20 日 CCTV 的《东方时空》节目上发布。当被问到“如果不受经济条件限制，您会去整形美容吗”，35% 的调查对象回答“会”。回答“会”的那些人中，对“您整形美容最主要的目的是什么”这个问题，30% 选择“为了得到更多人夸奖，自己心里开心”，28% 选择“为了婚姻美满”，22% 选择“为了找到更好的工作”，15% 选择“为了弥补原有的缺陷”，5% 选择了其他原因（《东方时空》，2005）。如调查所示，近三分之一的调查对象会为了有更好的婚姻前景而考虑整形美容。

我的采访对象高琳就是一位为了婚姻选择整形美容的女性。高琳是位白领，在一家大型 IT 公司当经理。我在一家健身中心的瑜伽课上认识了她，当时她 33 岁。当得知我在研究整形美容手术时，她变得兴奋起来，问我能不能给她介绍位好医生，因为她正在考虑做一些整形美容手术。我很吃惊，因为没想过她会考虑整形美容。我对她的印象是不算漂亮，但作为一位有大好前途的事业女性，她看起来很自信。“是，我在工作上有自信，我可能有好的事业前景，但那又如何？看看我，我已经 33 岁了，还是单身。”她说。过去八年间她爱上过两位男士，但这两段感情都以失败告终，在她心里留下了伤痕。

他们两个都和同一种类型的“小女人”结婚了，就是那种“很女人”的人，小脸蛋、大眼睛、白皮肤、长直发……我肯定不是那种会花一个小时化妆的小女人，我的前男友们总是抱怨我不管身体上还是感情上都没有“女人味”，太伤人了！

因为没有“女人味”，当不了“小女人”，高琳以前的感情失败了。她前男友们的抱怨清楚地证明，在当今中国，传统的对女性的性别期望依然盛行。高琳到了30岁后，她的父母无法忍受她还是单身，开始给她安排相亲。一开始她拒绝了，因为觉得很过时。然而，因为感受到年过30的压力，她同意去父母和朋友安排的相亲，却依然没有奏效。她厌倦了无休止的相亲，急于找到一个合适配偶，觉得应该做一些人生的改变：她想做手术去除一部分下颌骨，让自己的脸看起来小一些、更女性化一些。她这样形容自己的决定：

年轻的时候，被标记为有“个性”的女性是件很酷的事，现在我已经30多岁了，如果有人说我有个性，我知道那只是一种礼貌的说我不漂亮的方式……我的好朋友们说，如果想要感情有个好结局，我的穿着和举止应该更柔和、更女性化一些，也许她们是对的。老实说，我甚至不知道要怎样跟男人调情……我的性格太强势，外表也是。脸部轮廓太僵硬，让我看起来更不女人……我可以让自己的气质更有女人味，但是对于长相，除了动刀子我没有别的办法……我的脸又短又宽，是方形的。听说可以做手术让脸变瘦，线条变流畅……我曾经相信一个女人的能力要比美貌更重要，但也许到了该改变的时候了，反正“女为悦己者容”嘛。

高琳想变得更女性化的愿望，说明她即使事业成功，却依旧无法逃脱现存的性别规范。她的解释清楚地说明，对女性美的性别期望，在女性对自己身体形象的认知和对整形美容手术的选择中，可能发挥着重大作用。“女为悦己者容”的通常说法，说明对待女性美的“男性凝视”在当今中国仍旧意外流行，尤其是在婚姻市场中。女性不管整形美容与否，都几乎不可能摆脱这种性别期望。

在本章中我们看到，越来越多的学生在毕业后，通过整形美容来提高获得好工作的几率。整形美容手术被广泛看作是一种投资，在变化迅速、竞争激烈的社会中为今后的人生积累“美丽资本”。个人的整形美容决定，在很大程度上由当今中国经济和社会面貌的变化所决定。此外，虽然中国的性别角色发生了迅速变化，一些传统的文化规范，比如对男性事业成就和女性外貌、贞洁而非能力的强调，仍旧出人意料地没有改变。女性几乎无人能逃脱现存的性别期望，女性美在职场和婚姻中都受到高度重视，迫使越来越多的女性做整形美容手术。女性的身体形象成为了当代中国性别规范、文化意识形态和社会不平等的体现场所。

第四节 从“铁饭碗”到“青春饭”

女性通常是整形美容手术的主要消费者，但我们不应该认为她们是一个单一的群体，寻求整形美容的女性在社会权力等级体系中所处的位置各不相同。本章将通过一位下岗女性、一位上层中产阶级女性和一位城市中的农村流动女性的民族志，探讨引导女性整形美容的各种动机。

从“铁饭碗”到“青春饭”

从20世纪90年代中期开始，不仅大学毕业生因为高等教育领域改革不再有就业保证，国有企业的工人们也因国企改革而面临着下岗问题。成千上万的中年下岗工人，尤其是女工人，需要找新工作。相比男性，女性工人被认为是更适合舍弃的劳动力，所以被国有工厂辞退的可能性更大。过去20年，中国国企改制向竞争激烈的就业市场投放了数百万处于劣势的中年妇女。对一些中年女性而言，整形美容成为一种保持样貌年轻的手段，从而让她们在找工作时保有竞争力。

徐女士是一家私人整形美容诊所的咨询师，有一天我问她能不能介绍一些顾客给我采访。徐女士回答说不好安排，因为顾客会觉得她侵犯了她们的隐私，不过她可以为我介绍诊所一些也做过整形美容手术的员工。我注意到，在那家诊所工作的护士和职工大多是年轻漂亮的 20 多岁女性，不过也有一些中年女性。因为好奇这些中年妇女在这个主要涉及青春和美的行业中如何生存，我问徐女士能否为我介绍整过容的中年女性。就这样，我见到了 47 岁的张女士，她在诊所做接待和杂务工作，比她的实际年龄看起来要年轻。我了解到，1984 年她成为一家国有工厂的工人，但是在那里工作超过 15 年后，1999 年初随着国企改革，她被解雇了。她告诉我：

这个打击太大了。我从来没想过会丢了工作，怎么可能呢？我当时完全崩溃了，丢掉一份那样的工作基本上意味着失去一切……我在下岗前两年离婚了，儿子在上小学。工厂什么都没给我，我只能每月从政府领到 280 块的失业救济金。1984 年，我的第一份薪水是每个月 48 块，对我来说是一笔可观的收入，但到了 1999 年，280 块什么都算不上，我承受着巨大的经济压力。

为了真正理解张女士所面临的环境，请允许我对中国经济改革中的国有企业改革和下岗政策进行讨论。曾经是中国经济支柱的国有企业，在 20 世纪 90 年代成为了国家经济资源的负累。1990 年，有 27.6% 的国有企业处于亏损状态，1999 年这个比例达到了 41.9%；1990 年，这些企业的平均资产负债率为 47.2%，到 1998 年上涨至 68.6%（Smyth，Zhai and Wang，2001：42；Hu，2000：644）。在和新兴私有企业的竞争中，大多数国企都因管理不善、技术落后而失利。为了生存，很多国企不得不裁掉过剩的劳动力。虽然国企改革从20世纪80年代就已经开展起来，但到20世纪90年代中期，中国政府推动企业深化改革，国企改革进入了一个新的阶段。20世纪90年代后期开始的国企重组和规模缩小，导致大量冗余人员被解雇。

1993—2001年，4300万城镇职工下岗，大致相当于城镇劳动力的四分之一（Dong，2003）。下岗员工中，71%来自国有企业，19%来自城镇集体经济单位[4]。为了减轻大量人员失业造成的影响，政府采取了“下岗”策略。从技术上讲，下岗和失业不同，下岗员工可以继续与企业保持两到三年的雇用关系，每个月从再就业服务中心领取200—300元的小额生活津贴[5]。虽然下岗职工收入几近于无，但官方说法上认为他们不算失业。根据《中国统计年鉴》记载，那个时期的城镇失业率继续保持在4%以下或左右，也有其他数据来源认为，当时中国的城镇失业率实际要更高些[6]。例如，世界银行网站估算，中国的城镇失业率（包括登记失业人员和下岗职工）在8%左右（World Bank，2003）。

奈特和薛进军（Knight and Xue，2006）认为官方对于失业的定义限制性太强，他们沿用国际劳工组织定义推算出的2000年城镇失业率是11.5%（Soo，2008）。一些学者提出，下岗工人成了“隐形失业人员”（Hung，2003：205；Wong and Ngok，1997）。因此，数千万曾经可以依靠国企终身雇用、端着“铁饭碗”的工人被投放到充满不确定性和挑战的就业市场。在各种社会福利都与工作挂钩的体制下，可以理解为什么张女士说

“丢掉工作基本意味着失去一切。”

张女士讲述了她作为下岗女工重新找工作的艰难：

我 40 岁的时候下岗，再也没有“铁饭碗”了。那之后，我努力找其他工作。但对我这样的女性来说，找工作太难了。女性在被解雇时总是首当其冲，再就业时却被排在最后。他们总是聘一些年轻漂亮的脸蛋。我下岗后干过各种不同的工作，甚至当过清洁工，以前我会不好意思干这个。虽然又脏又累，但我不得不接受。在失去那么多之后，我需要抓住能找到的每一份工作。

“女性在被解雇时总是首当其冲，再就业时却被排在最后”，这句话揭露了一个残酷的现实：国企辞退的富余人员很大一部分是女性，下岗女性找工作比男性更困难。据中华人民共和国劳动部报告，1997 年女性在中国劳动力中的比重仅为 39%，但却占了下岗工人的 61%。此外，1998 年，75% 的下岗女性在被辞退一年以后仍处于未就业状态，而男性则不到 50%（Rosenthal, 1998）。其他关于下岗工人的研究也表明，下岗女性在寻找就业机会时遇到的困难更多（Appleton et al., 2001）。就业市场中因为性别、年龄和外貌，针对女性的职业性别隔离和歧视也让下岗女性处于不利位置。她们中大多数是中年人，没受过什么教育，几乎没有适合市场需求的技能。在再就业市场中，因为教育和技术水平低下，大多数下岗女性进入了服务业，做家政、清洁、照顾老人的工作，也有些进入了美容服务业，包括理发或在美容院、健身中心、整形美容诊所和医院工作。而且，不管对男性还是女性下岗工人，年龄歧视会成为一个越来越大的问题，但对女性来说尤其严重，就像《纽约时报》一条引人注目的头条："在中国，35 岁以上女性 = 不能受雇者"（Rosenthal，1998）。

我问张女士，如果她经济状况很差，怎么能够负担得起昂贵的手术费，又是怎么找到这份美容诊所的工作的。她说，2004 年通过一个亲戚介绍，她开始在这家诊所当临时清洁工。一开始，她从来没想过自己会做手术，但是有一天，她听到两个护士说诊所老板为了推广业务，愿意免费为一些中年女士提供整形美容手术。所以她去找了老板，问她能不能加入。她这样描述那场对话：

> 我不算丑，但是因为干过那些辛苦的工作，看起来肯定比实际年龄老。我想，如果能做免费手术让自己年轻些，可能有更多机会找一份更好的工作。我也想过我可能不会被选中做手术，但还是拼命想抓住机会。没想到，老板说我长得虽然不好看，但是五官端正，所以做脸部整形美容手术后有机会变得好看得多。几天后，老板同意给我提供免费手术，包括拉皮、隆鼻、去眼袋、垫下巴。作为报答，诊所可以自由使用所有我手术前后的对比照片，进行业务推广。

从工厂下岗后面临的严峻的经济困难和重返就业市场的希望，是促使张女士做免费手术的主要因素。她讲述了当时内心的恐惧：

我当然害怕做手术。我知道有可能出岔子，甚至还做了噩梦。但那是我最后的机会了，手术是免费的！我怎么能拒绝呢？对我这样的中年妇女来说，找工作的竞争太残酷了。为了更年轻的长相，我当然愿意冒任何险……手术后的第一周，我的脸肿得像个怪物，我害怕极了！当他们终于给我拆绑带后，我松了一大口气。

痛苦而恐怖的手术最终有了回报。在一系列手术后，张女士得到了在诊所全职上班的机会，每个月有 800 元的稳定收入。她说：

由于手术结果不错，老板决定让我全职在诊所上班。除了做些清洁和帮助接待的工作，有时顾客，尤其是中年女性，犹豫要不要做手术或者想看看做过手术的真人时，我就会亲自现身，展示手术效果……虽然我只是个打杂工，但为了保持良好形象，我每天都要化妆。

张女士逐渐衰老的脸是繁荣的整形美容市场的目标，同时，通过免费给她做脸部手术，她重回青春的脸庞成了推动整形美容行业做的活广告。在这个过程中，她的脸不仅被女性化，也被商品化了。

除了找工作这个主要原因以外，作为一个中年离异单身母亲，张女士也希望年轻的长相能让她有机会找到一个好丈夫：

我儿子在上高中，如果过几年他要上大学，我怎么负担得起昂贵的学费！想想就觉得可怕。你知道对我这样一个中年单身母亲来说，生活有多难吗？我真的想要一个可以依靠的肩膀。

我问她其他人怎么看待她的整形美容，尤其是跟她一样下岗的前同事们，还有她对自己的新面貌感觉如何。她表达了自己的满意，以及其他人对她的新样子和新工作的赞同。但是，她不断表达出害怕再次失去工作的焦虑：

每个人都说我看起来比以前年轻得多，我当然也为之高兴。但对我来说，更重要的是可以在诊所上班谋生，这对我来说意味着一切！虽然薪水不高，但跟同样从工厂下岗的以前的女同事们相比，我的处境不是最差的。她们中一些人还在挣扎着找工作，但是机会已经越来越渺茫了。她们羡慕我的工作和更年轻的样子……是，我现在有工作，但是看着周围这些年轻漂亮的女孩们，我真怕会再次失去工作。毕竟，在这一行，女人吃的是“青春饭”。

“在这一行，女人吃的是‘青春饭’”，这种说法生动描述了服务业中年女性所面临的尴尬境地，尤其是美容业，它的工作制度高度重视女性员工是否年轻、漂亮。张女士肯定不是唯一一个从国企下岗后，为了吃一口“青春饭”而做整形美容手术的人。据丁岚（2007）报道，40 岁的下岗离婚妇女施美红做了四年的裸体模特，面对周围比她年轻漂亮的裸体模特，她的压力越来越大，也决定做整形美容手术。施美红曾经在一家工厂做了很长时间的包装设计师，下岗后，她努力寻找其他工作。虽然在一些公司找到了工作，但每一份都干不长。2004 年 8 月，她在南京一家艺术学校看到了招聘裸体模特的海报，广告要求应聘者年龄在 35 岁以下。虽然已经 36 岁了，施美红还是去面试了，并得到了这份工作。她每个月的基本工资只有 450 元，但是每节课可以再拿 50—55 元的补贴。为了挣更多钱，她努力给尽可能多的课堂当模特，一个月能挣 3000 元。然而，当裸体模特虽然能养活自己，但她在工作中却会遭遇尴尬情况和性骚扰。

为避免歧视和偏见，她没有告诉任何朋友她的工作是裸体模特。做了四年后，她逐渐感到巨大的压力，尤其是面对周围比她年轻的模特时。“我是个 40 岁的女人，没有丈夫可以依靠，没有任何特别之处。如果丢掉这份工作，我怎么生存？”她说。对失去工作的担忧和自信心的缺乏，迫使她在南京一家整形美容医院做了隆鼻和双眼皮手术。她告诉医生：“老实说，我的年纪太大，已经不适合做裸体模特了。我真的希望做完手术后能看起来年轻些，那样我就还能再干几年。”下定决心后，施美红向艺术学校请了三个月的假，用于做手术和术后康复。她说：“希望做完整形美容手术，我能更好地工作。”

上文的案例说明，从吃“铁饭碗”到吃“青春饭”的工作模式转变，涉及到职场中女性身体的阴柔化和性别化过程。吃“青春饭”的现象被认定是在中国服务业的新体制下，性别化就业模式的一种新趋势（Hanser，2005，2008；Wang，2003；Zhang，2001）。正如张震指出的那样（Zhang，2001：132），"青春饭"指的是一些高薪城镇工作岗位几乎只对年轻女性开放的趋势，包括双语秘书、公关女孩和时装模特等。想得到这些高薪岗位，青春和美丽虽然不是唯一的前提条件，但却是最重要的，因为她们经常要充当有性吸引力的"广告招牌"（Zhang，2001：132）。在研究中国女性城镇就业情况的变化时，王振（Wang，2003）也描述了这种现象：

> 蓬勃的服务业、商业和娱乐业打出了大量有年龄、性别而且往往有身高限制的广告，招聘25岁以下、身高165厘米以上的女性。改建或新建的"现代"酒店、餐馆、百货大楼、旅行社、夜店、舞厅等地方，经常有时髦、优雅或者性感的"小姐"。随着老牌国企辞退35岁以上的女性，"现代的"年轻小姐正在进入新兴产业（大多数是私人企业，部分有外商投资），她们中很多人没有受过特定教育或掌握一些技能，青春和美丽为她们提供了一张门票，通往比年长的姐姐们高出数倍的工资。（Wang，2003：169—170）

在中国产业重组的过程中，轻工业和服务业的爆炸式增长引发了这种性别化就业的新趋势。过去20年，对比国有制造业的缩水，中国的服务业和轻工业经历了扩张，创造了数百万的就业机会，尤其吸引了女性劳动力。因为服务业的员工经常与顾客有直接接触，新的性别工作制度尤其重视员工是否年轻、美丽，通过这种性吸引力赢得顾客，尤其是男性顾客。因而，新兴服务业的“青春饭”取代了衰落行业的“铁饭碗”。年轻女性被引导着将她们的青春和美丽转变成有利润前景的事业，从而填满自己的饭碗，而像张女士和施女士那样失去“铁饭碗”的中年女性，则通过手术使自己的脸庞和身体重回青春，努力吃“青春饭”。

中国中产阶级的崛起

相比下岗女工，另一个中年女性群体绝对更加关心她们的身体形象。随着可支配收入和对衰老的恐惧不断增长，一些富裕的中年女性为了让自己看起来更年轻，愿意做昂贵的整形美容手术。40 多岁的姜女士代表了这一类女性。虽然都在中年时期做了整形美容手术，姜女士和张女士的经历完全不同。通过一位朋友介绍，我在一个周六下午和姜女士在一家咖啡馆见面。看到她的第一眼，我觉得姜女士是一位有魅力的事业女性。她在米白的衬衫上套着时髦的刺绣毛衣，妆容淡雅精致，精心剪裁的深棕色短发烫成了卷状。她手上吸引人眼球的“LV”钱包和“卡地亚”手表，明确宣布了她上层中产阶级的社会地位。姜女士的丈夫是一家信息技术公司的高级经理，她自己则是一家广告公司的高级市场总监。姜女士不像很多其他的女性那样，试图否认自己做过整形美容手术，而是乐意谈论她的手术和成功的事业。

20世纪80年代早期，姜女士是北京师范大学中国文学专业的学生。毕业后，她成了一家官方报纸的记者。在那里工作七年后，她感到了厌倦。1993年是她人生的转折点，那年前后，一大批国家机关的公务人员离开了稳定的工作单位，下海经商[7]。某天，一位成立了广告公司的朋友邀请她加入团队，一开始姜女士拒绝了。“那个时候是社会转型阶段，但我对正在发生的变化不太理解。”姜女士说。但是，三个月之后，她决定辞掉工作，加入那家公司。她说：

我决定从报社辞职时，跟我丈夫和父母狠狠吵了一架。那个时候，放弃报社的“铁饭碗”下海经商，的确很冒险，官方报纸的工作是令人羡慕的。我辞职后，失去了养老金和一切。因为对未来感到不确定，我紧张了几个月。还好在官方报纸工作时，我建立了广泛的人际关系网络，从这些网络中，我发展了几个重要的大客户。所以，虽然公司一开始经历了一段困难时期，但很快业务就上了正轨。

姜女士上面所说的内容指向了20世纪90年代一场重要的社会转型。随着中国的经济自由化和私有化力度加大，吸引了一大批原公务员离开稳定的工作岗位，进入私营企业。他们利用以前渠道建立的联系，发展业务，慢慢成为新的商业精英和中国的富有阶层。姜女士就是这个“新富阶层”的一员，她挣得的和花销的财富数额都令人咋舌，相比绝望的下岗女性和刚毕业的学生，在获得美丽这方面，她绝对有更强的购买力。她这样形容自己的社会地位：

很幸运，我丈夫和我都有高收入。中国变化得太快，我们都是这种变化的一部分。我们创造变化，并从中受益……过去十年，我这一类人的经济地位有了很大提升……我有年轻女孩梦寐以求的一切：名牌服装、昂贵的包、舒适的大公寓和漂亮的车子，但她们有一样东西是我没有的：青春！

姜女士在 2005 年做了一次抽脂手术，去除了腹部和大腿等地方的堆积脂肪。我问她，作为一位成功、自信的女强人，为什么身体形象对她如此重要？她笑着说：

每个人都希望自己好看。作为一个我这种位置上的女人，当然要注意自己的形象，广告业讲的就是形象。我的形象就是公司的形象！懒散的中年妇女形象肯定与我的社会地位不相符。到了这个年纪不要紧，但我得光鲜亮丽！

在决定做抽脂手术之前，姜女士很担心手术的潜在风险。她之前曾经尝试过各种各样的减肥计划，包括体育运动、节食计划、针灸疗法、中国传统药草茶等等，但是不管怎么努力，她都无法摆脱堆积的脂肪。在见证一些朋友通过手术成功地减去多余脂肪，获得更加平坦的腹部和更苗条匀称的身材后，姜女士慢慢改变了主意。她说：“人们对整形美容手术的看法越来越开放。我身边就有一些朋友通过手术激光除皱、矫正下垂眼睑、抽掉脂肪或紧致颈部皮肤。”

在咨询后，她花了45000元做了一个先进的超声辅助抽脂手术，过程中超声波会分解多余脂肪，将其半液化，以便更容易抽出。45000元的价格比类似手术20000—25000元的平均价要高，姜女士解释说她的手术基价大概是35000元。但是，根据在医院的职称，不同的医生收费不同，而给她做手术的医生是位教授，所以她多花了10000元。她说：

是，这个更贵。但我不在乎价钱，我在乎的是手术的安全和质量。相信我，如果想要好的手术结果，最好永远不要跟医生讲价！青春和美是无价的。这就是我为什么要选一位很有名的医生给我做手术。你知道X医生吗？他一直是这个行业最好的……我对结果很满意。我知道不可能回到20多岁的身材，但至少我永远不应该成为一个胖女人。我也不喜欢这些年岁月在我脸上留下的痕迹，脸颊和额头上加深的皱纹让我看起来更老，我正计划除掉这些皱纹。如果钱能买到年轻的样子，为什么不呢？

姜女士的故事例证了20世纪90年代和21世纪头十年中国中产阶级的出现，以及一种新的建立在身体文化上的文化认同。市场改革30年后，社会阶层划分愈发明显，产生了中国的中产阶级，这个社会群体对西方商品、流行文化和生活方式表示出强烈认同。通过消费的品牌和生活方式，他们展示了自己的购买力、个人品味和社会地位。中国社会科学院2004年的一份报告说，2003 年中国的中产阶级占全国 13 亿人口的 19%（Xin，2004）。随着中产阶级变得更加富裕，很多人也越来越关心外在容貌。除了迅速扩张的美容院、体育馆、瑜伽俱乐部和健身中心，繁荣发展的整形美容业也为他们提供了从肉毒杆菌注射到抽脂术的美容服务。有迅速上涨的收入做补给，中国富裕的上层中产阶级女性的购买力一路猛增。对姜女士这样的女富人来说，支付昂贵的化妆品和手术费用比以往任何时候都轻松。为了保有年轻、迷人的脸蛋，她们中一些人做好了多花钱的准备。

和姜女士的会见之后，我邀请朋友李女士吃晚餐，感谢她介绍姜女士接受我采访。晚餐时，李女士让我意识到，姜女士做整形美容手术的原因比她告诉我的要更复杂：

> 你真的以为她（姜女士）冒这么大的险只是因为有钱吗？她这样做也是为了婚姻！她之所以愿意冒险，是因为发现她丈夫包了一个年轻女孩当“二奶”[8]。

姜女士和她丈夫结婚 20 多年了，曾被朋友们认为是完美的一对。然而，在经济上越来越成功以后，她丈夫明显开始与年轻女性有不正当关系，姜女士偶然间看到她丈夫手机上的一些亲密照片，发现了他的秘密。虽然她对丈夫的婚外情很愤怒，但是并不想离婚。李女士解释说：

> 对于一个快 50 岁的女人，离婚明显不是明智的选择……她要求丈夫不再见情人。因为希望她丈夫清醒过来、回到她身边，

她不仅做了脸部激光治疗，还做了抽脂手术来塑造体型。我听说她正打算做脸部拉皮手术，去除皱纹。

姜女士的案例说明，性生活和婚姻模式的变化，导致人们对自己的身体形象产生了不安全感。对青春和美的文化痴迷不是新鲜事物，但是让四五十岁的人看起来像 20 多岁，这种压力从来没像在现在的中国这么明显过。繁荣发展的美容行业——包括整形美容手术、肉毒杆菌和私人教练在内——提供了一种方法，帮助人们实现让青春美貌永远常驻的幻想。

被国有企业辞退的张女士，和自己决定离开事业单位的姜女士，经历了两种完全不同的人生轨迹。虽然她们都处于中年阶段，但因为社会地位不同，整形美容的原因也不同。因缺少教育背景和技能，在所有竞争就业机会的人中，张女士归属于最劣势的群体之一；相反，姜女士则是中国新兴中产阶级的一员。然而，她们虽然在社会等级体系中的位置不同，却都遵从着相同的主流身体审美观来改造自己，即对青春和女性美的推崇。张女士把整形美容手术当作是再就业的最后机会，姜女士则认为这是她的社会地位所带来的特权。社会分层的过程在很多方面加剧了性别差异，其中就包括身体实践。两位女士有一个共同之处，即都试图通过整形美容获得年轻外表来赢得男人：张女士想找丈夫，而姜女士则希望拯救她被一个年轻女人所威胁的婚姻。

城市生活的梦想

在北京期间，除了走访美容医院和诊所外，偶尔我也会去其他美容服务场所，例如美容院、瘦身中心、发型工作室和美甲店，因为在这些非正式环境下，女性更愿意讨论有关身体美容的话题，包括整形美容。在这个过程中，我认识了赵颖，她是一位20岁的来自四川的美甲师，做过眼睑手术。和前文讨论的女性都不同，赵颖是一位来自农村地区的年轻流动打工女性，即“打工妹”。在大众媒体中，整形美容手术一般被描述成城市女性的特权。所以，我对赵颖的经历很感兴趣，因为它揭露了一个之前被忽略的领域：农村流动女性对美和改造身体的渴望。

从改革时代起，中国见证了大量人口从农村和偏远地区向城市地区的迁移，这部分人被称为“流动人口”。数百万妇女离开了她们的家乡，到城市工作，社会歧视以及社会和文化资本的缺乏，迫使这些农村流动人口中的大多数进入了劳动市场的最底层。根据对中国五所城市的调查，王震（Wang，2008）认为，在农村流动打工人口中存在严重的职业性别隔离，与男性不同，女性主要从事服务业和非技术性职业。另外，王峰（Wang，2000）指出，农村流动打工女性中从事销售和服务业的比例不仅高于男性流动工，也远远高于城市常住女性人口（Yang and Guo，1996）。女性流动工经常做餐馆服务员、家政佣人、销售员、清洁工和酒吧女招待等。有相当一部分女性流动人口进入了繁荣发展的美容业。虽然这些农村流动女性的生活经历正引起学术界越来越多的关注（Gaetano and Jakca，2004；Jakca，

2006；章立明，2001；Xu，2000），但那些学术研究主要讨论的是就业、城市生活和婚姻等话题，而不是身体文化，更遑论整形美容。只有少数学者注意到了农村流动女性的身体美容和内在自我认同之间的关系（Zheng，2004；朱虹，2004）。

郑天天（Zheng，2004）对在大连当酒吧女招待的农村流动女性的研究，激发了我对流动女性身体改造和美化的兴趣。郑天天讨论了酒吧女招待试图通过各种炫耀性消费抹去自己农村出身的现象，其中包括身体改造产品和手术服务。我见过的很多女性流动工，尤其是在美甲店、美容中心和美发沙龙工作的，比如赵颖，的确梦想变美，并且采取了包括整形美容在内的各种各样的办法美化身体。下面我将详细介绍赵颖的故事。

当各种职业和年龄的女性都把拥有美丽的指甲看作自身形象的一个重要细节时，护甲和美甲在北京等大城市就成了一种潮流。赵颖工作的美甲店和其他低端美甲店一样，挤在北京女人街的一个服装市场里。我去走访的时候，店里经常挤满了人，五到七名年轻的女美甲师忙着给顾客做手部或足部美甲。我第一次在店里见到赵颖时，发现她是一个异常活泼的年轻女性，关注自己的外貌，喜欢打扮。她留着栗色的卷曲短发，还做了香槟色的挑染，画着浓妆，穿着时尚女背心、短裙和高跟鞋，这些说明她想要被人注意到。总体来说，她是个长相普通的女孩，但我注意到她有一双大眼睛。当我赞美她的眼睛很漂亮时，她骄傲地说："你不是唯一一个夸我眼睛好看的人，有人说过我眼睛像范冰冰，你不觉得吗？"在我表示同意后，她非常开心。她笑看着我说："如果你想，你也可以。你也有一双大眼睛，但是你的外眼角有点下垂。你去任何一家整形美容诊所都能轻松做个微调，就像擦指甲油一样简单！”

我问赵颖，她那么好看的眼睛形状，有没有通过整形美容手术提升。她没有直接承认，但在我去过几次美甲店，跟她熟悉起来后，她承认做过双眼皮手术，同时还做了内眦赘皮矫正术。亚洲人眼睑的特征之一是有内眦赘皮，即上眼睑最里面位置上的皱褶。手术去除内眦赘皮后，眼睛的总长度增加，使双眼显得更大。这种手术通常与双眼皮手术搭配着同时做。

我每次去美甲店，都会一边让赵颖给我做指甲，一边跟她聊她的生活，包括她整形美容的原因。赵颖 14 岁的时候开始外出打工，在 2001 年离开她的村庄到了四川省的万县。作为一个只有小学文化程度的外地人，她最初在外打工能找到的唯一工作，是在一家小餐馆当洗碗工和服务员。“那份工作又苛刻、工作量又超大、挣得又少……我一般早上五点起床，半夜十二点甚至更晚才睡。”她说。在忍受了老板一年的责骂后，她离开了那家餐馆，和她妹妹一起去了北京。赵颖说，她离开那个小县城去北京，是因为想“见见世面”。“我好奇城里人是怎么生活的。”她说。从那时起，她在各地当过女佣、服务员和售货员。2006 年 3 月，经家乡一位朋友介绍，她开始在这家美甲店工作，为顾客提供手足美甲服务。虽然她做过的大多是临时性、工资低、不被人尊敬的工作，但修指甲，尤其是脚趾甲，似乎更不体面。但她说她喜欢，因为护理脚趾甲和手指甲是她做过的最轻松的工作。

在解释她做双眼皮手术的动机时，她一开始强调女人天性爱美。但是，随着我们谈话的深入，我意识到花1600元——这对赵颖而言是一大笔钱——买一对理想的眼睛形状，包含着比追求美本身更多的文化意义，它涉及到摆脱农村女性一成不变的“土包子”、“小气鬼”形象。最开始在美甲店工作时，赵颖比其他女孩的顾客要少。一段时间后，老板不高兴地跟她谈了一次话。除了让赵颖练习美甲技术、学着更健谈些之外，老板特别强调说她的样子太“土气”不能吸引顾客，要求她换个新发型并给头发染色。赵颖回忆了她因为外貌和审美品味而被嘲笑是“土包子”的经历：

有一次，一个30多岁的女人来了店里。翻完目录书后，她没有找到喜欢的指甲样式。于是，她要求我自己创新，设计指甲样式帮她画。我在她指甲上试了几种样式，她没有一种满意的。最后，她变得不耐烦，抱怨我没有审美品味，甚至很粗鲁地换了另一个女孩给她画指甲。但是，真正让我恼火的是她大声跟另一个顾客说，我的设计跟我的样子一样俗气。当听到她嘲笑我眼影太重、像熊猫眼时，我尤其生气。

赵颖解释，她以前眼影画得重，是因为她眼睛小，想通过眼妆让眼睛看起来大一些。从农村到城市地区空前的人口流动，导致了农村和城市之间边界的模糊，然而，这却并没有消除农民和城里人在审美品味和身体文化方面的文化边界。在生活方式和文化认同方面，农村/城市的边界依然值得关注。赵颖的顾客批评她的审美和打扮“土气”、“俗气”，这两个词也是城市居民形容农村女性缺少时尚和美感时经常用到的。相反，通常用来形容城市女性的着装和样貌的词则是“时髦”、“现代”。在改革开放后的身体话语中，身体形象和打扮成了区分农村和城市女性的标志。

城市女性的鄙视动摇了赵颖对自身形象的信心，当甚至连和她一样的流动工也嘲笑她时，感觉更糟糕。她讲述了和一位前同事的一次偶然碰面。她早年在北京打工时，曾经和另外一个四川女孩在一家餐馆工作。她们好几年没有联系了，但是有一天，那个女孩来到赵颖工作的美甲店做手脚美甲。赵颖回忆了这次不愉快的见面：

我一开始没认出她，因为她变了太多，穿着非常时髦。她先认出了我。老实说，我不想给她做美甲，但我不能拒绝，因为我是店里唯一有空的人，而且老板就在店里，所以我给她做了。你知道的，我不介意给其他女孩洗、画手指和脚趾。但是面对一个曾经和我在同一家餐馆工作的女孩，给她服务真的很不舒服，尤其是还要忍受她的炫耀。她说，她的男朋友是个北京人，做服装首饰批发生意，吹嘘她是男朋友店里的老板娘，说她男朋友很爱她，给她买了很多化妆品和衣服。我知道她只是在炫耀，但这还不是最讨厌的。真正让我特别生气的是她说我的话，说我还是几年前的“老样子”，穿衣服还是“土里土气”，还说我之所以还是个打工妹，是因为我看着就像。她甚至说，我不应该小气，应该花钱把自己打扮得像城里女孩……她的话真的惹怒了我。我们从同一个地方出来，以前在同一个地方工作，她怎么敢嘲笑我，说我像土包子？……太不公平了！我们以前是同一种人，但是几年后，我却给她洗脚、帮她做脚趾甲。我们的命运怎么这么不一样？……她看起来的确比我时髦。她一直都是那种很在意外表的女孩，我真的很讨厌她！但是又忍不住想，她会不会说对了一点：与其存钱，我应该在相貌上投资。如果我想改变自己的命运，应该先改变自己的样子……为了融入城市，我需要看起来像个城市女孩。

赵颖说在这次见面后，她决定多花些时间和钱在穿着和化妆上，模仿那些来店里做美甲的城市女孩。但不管怎么化妆，她都不满意她的眼睛形状，在她看来太小了，她梦想有一双像电影明星范冰冰和赵薇那样的大眼睛。在美甲店，赵颖听到顾客谈论整形美容手术，最终决定通过手术改变眼睛形状。她说，从来北京开始，她一般每个月挣 400—900 元，其中三分之一到一半寄给她父母，春节期间要回家。但是 2005 年底，她没有给父母寄钱也没有回家，而是花了 1600 元在一家私人诊所做了眼睛整形美容手术。

跟其他诊所和医院的这一类手术相比，1600 元是低价。但是对赵颖来说，1600 元意味着她辛辛苦苦工作两年存的所有钱，为了理想的眼型花 1600 元对她而言绝对算得上奢侈。但是她买的不仅仅是漂亮的眼睛形状，而是试图摆脱农村女性“土气”、“俗气”、“小气”的成见。她的故事是一个例子，体现了生活在北京这样的大城市里，一个农村流动女孩如何试图通过身体实践来跨过从农村到城市的身份转变，实现自己变得“现代”

的渴望，以及成为一个漂亮时髦的城市女孩、融入城市生活的梦想。

结　论

人们常常以为，整形美容手术是精英和富人的特权。然而，选择整形美容的女性来自各个年龄段、各个阶层和各种社会群体，包括青少年、受过良好教育的大学生和办公室白领、缺乏技能的下岗中年妇女、上层中产阶级中年女商人，以及底层流动打工女性和性工作者。对很多中国女性而言，选择整形美容与其说是因为虚荣，不如说是为了实用，因为她们相信，更迷人的外表能够帮助她们找到更好的工作或配偶、保障婚姻、巩固社会地位或者从农村进入城市。

本章解释了经济转型和社会变革对女性选择整形美容手术的影响。过去30年间，中国的一个突出特征是急剧而激烈的社会变革：工作统一分配体系的终结、高等教育的扩张和大学生失业率的上升，服务业（尤其是美容业）日益严重的女性劳动力性别隔离，工人阶级和上层中产阶级的分层，以及农村流动女性与都市人的区别，这些转变造成了巨大的社会不确定性、资源的缺乏和对未来的不安全感。激烈的竞争，基于性别、年龄、外表和身高的制度化的职业歧视，以及根深蒂固的始终推崇女性美貌的传统性别规范，导致很多女性对自己的外貌产生焦虑并因此整形美容。

中国人见证了在短短一段时间内，穷人可以变得富有，农村的可以变成城市的，传统的可以成为现代的，西方的可以成为中国的。不足为奇的是，有人也相信在“魔法刀”的帮助下，丑小鸭可以变成白天鹅。这种快速的社会转型促使人们努力抓住出现在眼前的每一个机会。认为美丽是一种资本、漂亮外表是获得机会的关键的想法，刺激了过去十年中国整形美容手术的发展。正如凯西·戴维斯认为，“在一个行动机会有限的环境中，整形美容手术可以成为个体女性通过改造身体来塑造自己人生的办法”（Davis，1995：163）。

女性的身体焦虑，很大程度上是由转型时期的社会不确定性造成的。下一章中，我将讨论这种对身体形象的焦虑是如何被无所不在的消费文化和不断扩大的美容市场所捕获的。此外，我还将探讨大众媒体如何通过制造不完美感并提供弥补“不足”的解决方法，推动女性身体的商品化。

3

第三章 美容经济和『美女外交』

Buying Beauty
Cosmetic
Surgery
in
China

第五节　身体的商品化

本章聚焦于繁荣的中国美容业中女性外貌的商品化。受商业利益驱动的媒体在制造“理想美”和对它无尽的购买欲望以及将整形美容手术正常化方面，发挥了关键作用。我以两个个案研究为基础，讨论人的身体是如何被中国蒸蒸日上的整形美容业全面瞄准的。

理想美与大众媒体

“魔镜，墙上的魔镜，谁是最美的人？”

——《白雪公主和七个小矮人》

2006到2007年，我偶尔会到北京的一家整形医院观察、采访。第一次到那家医院时，主入口内挂在墙上的十几面大镜子给我留下了深刻印象。一楼的整条走廊都排列着大方镜，经过长长的走廊时，我一次又一次看着镜子，开始感到有点奇怪。我当然每天都会照镜子，但不会照十几面镜子。走过这些镜子、反复地审视自己，我开始感到不安，忍不住在心里问：我足够好看吗？

在医院二楼的休息室进行观察时，我问了几位女性对那些镜子的看法。林芳，一位20多岁的漂亮女性，正等着咨询抽脂术，她给出了有趣的评价：

一般我挺享受看着镜子里的自己，只要有时间，我就会照镜子。但有时我又是真的讨厌它。照镜子的时候，总会有个声音在说，"我太胖了"，"我太矮了"或者"我的眼睛太小了"……我脸上做过一些手术，朋友们说我够漂亮了，但是照镜子的时候，我还是觉得自己离心目中的理想样子还很远。我对自己的体型不满意，正考虑做个抽脂术……我男朋友说我对整形美容上瘾了。有吗？我不觉得。但我肯定是个完美主义者！我想和杂志上那些女人一样美。

林芳的话让我想到一句对白："魔镜，墙上的魔镜，谁是最美的人？"在童话故事中，白雪公主的邪恶继母凝视着墙上的镜子，反复问这个问题。在现实世界中，一个漂亮的女人凝视着镜子，再次重复这个几个世纪来世界各地的人一直在问的问题。皇后反复在镜子中检查自己的形象后，要求镜子肯定她的美貌。和邪恶的皇后不同，现实世界中的女人在无所不在的大众媒体灌输下，被构想中的"理想美"占据了全部心神。因此，她确信自己还不够美，于是要求"魔法刀"把她变成"最美的人"。

在田野调查中，与我之前以为大多数选择整形美容的女性都很难看的设想相反，我的采访对象大多数是长相平常的女性，甚至有些很漂亮的，比如林芳。然而，不管是什么动机促使她们去接受整形美容手术，她们都对自己的身体形象不满意。我忍不住好奇为什么漂亮女性也不满意自己的外表，谁在定义她们所追求的美的标准，她们对理想美的追求又如何被一再更新。

讨论女性如何判断自己是否漂亮这个问题，林芳描述的照镜子的经历是一个有趣的出发点。人照镜子时，镜子会反射出一个人的外貌和体型，但人的心理图像当然也会影响其对自己身体形象的观感。例如，一些患厌食症的女人照镜子会觉得自己胖，哪怕事实上她们非常憔悴。实际上，我们不仅通过镜子来判断自己是否好看，还通过其他人和大众媒体的眼光判断。换句话说，镜子不仅是一片玻璃，它还反射出一个由媒体和社会期待打造出的理想的身体形象。

当林芳声称“我想和杂志上那些女人一样美”时，不出意料，她手里正拿着一本时尚杂志——《时尚·伊人》（中文版），中国阅读量最大的时尚杂志之一。林芳告诉我，过去几年间这份杂志的每一期她几乎都买了，还说了七种她经常看的杂志。我注意到，除了一份电影杂志和一份旅行杂志，其他所有的都是时尚和生活杂志。林芳还说，她一般喜欢看关于潮流的专栏和资讯、穿衣和化妆的小窍门、关于瑜伽和普拉提的文章，还有电影明星和名人的逸闻趣事。我问她有没有在这些杂志上发现有关整形美容手术的信息，以下是我们的一段对话节选：

林：整形美容手术在杂志上是热门话题，有很多有用的关于高科技治疗手段的信息，比如肉毒杆菌注射、胶原蛋白注射和其他美容治疗。有些文章会介绍如何选择合适又安全的手术。

我：这种信息对你有用吗？

林：对，有用。至少我能了解美容治疗的最新趋势，还可以学习怎样避开不必要的风险。

我：你说想和杂志上的女人一样美，你觉得她们日常生活中不化妆的时候也一样美吗?

林：（笑）这就难说了。事实上我觉得她们中有些人不只是化了妆，尤其是一些电影明星。她们经常吹嘘自己天生丽质，有些人可能是真的，但其他人绝对做过一些修补。就算X（中国一位知名的女影星）自己不承认，你听到过人们怎么说她吗?把她五年前的照片和最近流传的那些对比，太明显了！……（林芳停了一小会儿，迅速翻动手中杂志，指着杂志上一位漂亮的年轻女模特）你看这个女孩，如果没有垫东西，中国女人怎么可能有这么大的胸?（笑）

当林芳表达了她想和杂志上的女人一样美的愿望，解释她如何从杂志上找到关于美和美容治疗的讯息和诀窍，并争论说一些美女照上的女孩可能做过整形美容手术时，她实际上证明了时尚杂志具有强大的驱动力，塑造着她的审美理念和整形美容身体实践。林芳只是和我交谈过的女人中的一个例子。坐在诊所和医院的休息室，我经常看到女性通过看时尚杂志来打发等候时间。有时候，也有女性带着杂志给医生看娱乐名人的照片，告诉医生她们希望变成哪位明星的样子。这些女性阅读的大多数是时尚杂志、生活杂志和化妆品杂志，包括《时尚·伊人》、《世界时装之苑》、《Vogue服饰与美容》、《时尚芭莎》和《嘉人》等国际时尚杂志的中文版，一系列日系《瑞丽》[1]杂志，比如

《瑞丽服饰美容》、《瑞丽伊人风尚》、《瑞丽时尚先锋》和《瑞丽可爱先锋》，以及《时尚主妇》、《美丽》和《上海风格》等本土杂志。

打开任何一本时尚杂志，我们都能找到如何让自己好看的小窍门，以及那些许诺能隐藏皱纹、阻止衰老、创造美貌的新产品和新技术的广告。学者们认为，美容产品 / 治疗与光鲜的时尚和生活杂志之间有着长期的密切关系（Wolf，1991；Sullivan，2001）。比如，在研究美国杂志上的整形美容手术介绍时，苏利文（Sullivan，2001）仔细查阅了 1985—1995 年间 171 篇关于整形美容手术的杂志文章，从而判断杂志是如何参与到有关外表的文化建构中的。她总结说，女性杂志是最重要的整形美容手术信息来源之一。虽然苏利文的研究是关于美国的，考虑到《时尚·伊人》这类美式风格的女性杂志在中国越来越受欢迎，苏利文的观点也适用于中国。时尚杂志影响了人们对身体形象的看法和他们的身体改造实践。

时尚杂志上满是迷人的女性身体照片，并且在美、时尚和生活方式方面一直以女性为目标。它们既反映出，也制造出人们对个人外表、美和消费文化的极大兴趣。如前文所说，时尚和生活杂志近年来才在中国重新发行。例如，“时尚集团”（Trends Media Group）1993 年才成立，从那时起步，它发展成了中国最具影响力的杂志发行商。时尚集团目前发行有 16 种时尚杂志，其中多数是生活杂志，包括《时尚·伊人》、《时尚先生》、《时尚家居》、《时尚旅游》、《时尚健康》（女士）、《时尚健康》（男士）、《时尚芭莎》、《芭莎男士》、《好管家》、《罗博报告》和《时尚新娘》。近年来中国的时尚和美容杂志数量激增，它们制造“理想美”的标准和在读者中引起关于仪表的焦虑的能力也随之增长。各种时尚杂志中重复出现的年轻、苗条、美丽的女性形象，呈现了一种“不可能”的女性理想美。之所以“不可能”，是因为杂志上的这种照片基本上都是经过电子修改润色的：

今天，几乎每本杂志封面上的每张照片都运用电脑技术进行过润色。实际上，可以说某种程度上我们整个社会都成了一个“封面”。虚拟时代的新魔法师们掌握了数倍于前的方法来操纵我们对现实的认知……电子技术修饰着我们在媒体上看到的内容，经过编辑后的现实在广告牌、时尚杂志、小报和广告中随处可见。生活正慢慢变成一个完美得不可思议的模特，几乎总是被电子技术修改、润色和美化。（Gavard，1997）

图像处理程序的实用性，让编辑可以对图像进行超乎想象的处理。除了消除瑕疵或小细纹之外，女性的腿被拉长了，疤痕被去除了，身体也被修苗条了。图像处理程序被广泛用于创造杂志中近乎完美的形象，体现了理想美的呈现中视觉复杂性的增加。随着媒体不断地呈现“理想美”，人们都在有意或无意地追求“理想”。如加瓦尔（Gavard，1997）认为的那样，“电脑处理图像技术领域取得的进步，创造了表现的新世界（a new world of representation），或者用让·鲍德里亚的话说，一个模拟的世界（a world of simulation）”。

生活在充满不切实际的“理想美”的世界，女性经常将自己的身体与她们在媒体上看到的那些（身体）进行比较。不出意外，很少有人像时尚杂志封面上的超模那样苗条美丽。被完美形象轰炸着，女性会意识到自己的不完美，而向完美看齐的压力是巨大的。考虑到平时听到女性抱怨自己的外表，苗条的女孩抱怨自己胖的频率，我们就能轻松地理解女性因为要让自己好看而感到有压力是件多么常见的事。时尚杂志和其他媒体上对理想美的话语成为了一种普遍的思想意识，不断触发女性对自己身体形象的不满和焦虑。

在这个每一种媒体都推崇美的时代，不管是翻开时尚杂志还是观看电视节目或者看任何广告，性感的女性形象和年轻、美、女性气质等主题都会反复出现。我们天生或胖或瘦、或高或矮、肤色或浅或深，但是我们生活的世界中，媒体和广告都一致宣传相似的“理想美”，而所有地方的女性都被期望达到这种理想。报纸、时尚杂志、电视节目和好莱坞电影生产并宣传大圆眼睛、尖下巴、苗条身材、丰胸、浅色皮肤的形象，把这当成美的标准。随着以好莱坞为基础的美女形象的跨国流动，审美标准的国际化也在世界范围内进行。不过，我并非在暗示审美标准的国际化就是审美标准的西方化。虽然全球化的媒体加速了全球女性审美标准的趋同性，但看似同质的审美标准，实际上根据本土环境的不同而有不同的解读。

大众媒体上整形美容手术的正常化

时尚杂志和其他媒体不仅巩固了理想化的审美标准，影响着女性对自己身体形象的认知，而且还提供了帮助她们弥补“不足”、接近理想形象的解决方案。女性杂志上的文章会讨论最新的护肤品、化妆品、运动计划、美容治疗和整形美容手术，它们可以解决一切关于美的问题。在这些杂志中，国内外电影明星会谈论自己如何保持迷人形象——用某个品牌的美容产品、养成某种生活方式、进行体育锻炼、做瑜伽，或者做整形美容手术。因为其内容与女性的美丽相关，过去十年，美容治疗和整形美容手术的讯息出现在无数杂志上。这些杂志无所顾忌地讨论整形美容手术，无疑引导着很多女性把整形美容看成是她们的一个合理选项。

女性杂志呈现美容手术的方式有很多种，其中之一是力荐接受整形美容后魅力四射的可能性。例如，在《好管家》（中文版）2006 年 3 月刊中，一篇题为“不整不光荣”的文章这样描述整形美容手术：

如果它能让你看起来更年轻美丽，如果它只需要几个小时，而且你用信用卡完全支付得起……为什么不做（整形美容手术）呢？这是不成文的永恒真理：人人爱美女，不只是男人。即便你从来没有打算要成为全世界最美的女人，也不应该继续为自己身上不满意的地方纠结，不满意就是不满意！没有人在意你的身体是天然的还是经过改造的……重要的是美和快乐，是关于每个女人心中的梦想。谁有权利说我们追求梦想应该有节制？！所以女人，整形美容吧。不整不光荣！（《好管家》，2006：52）

在时尚杂志中，整形美容手术经常被当成获得理想美的一种可行选项呈现给读者。有时，整形美容手术被美化成不仅仅是拥抱美丽的手段，也是通往幸福的方法。为了说服人们真的去做手术、永久性地改变自己的容貌，文章经常会告诉读者，接受专业的整形美容手术可以在她们的脸上和身体上创造“奇迹”，关键是要选择值得信赖的、有资质的医生来进行手术。在2005年2月的《时尚芭莎》（中文版）中，有一篇文章题为“上流社会的美容快餐”：

来自美国上流社会的整形美容快餐的潮流正经日本和韩国接近我们。最前沿的美容……从护肤霜的瓶瓶罐罐变成了（诊所的）一堆白床单，从自己动手变成了让专家来做，从漫长而艰辛地等待累积效果变成了瞬间收获的喜悦。在这个“快餐时代”，用一顿午餐的时间变美不再是无法想象的梦。关键是要正确地点餐。（刘海兰，2005）

可以看到，因为可以在一顿午餐的时间内快速而有效地修正我们不喜欢的容貌，整形美容手术被比喻成简单的“快餐”。“快餐”美容尤其指那些不需要大面积切口的手术，比如肉毒杆菌注射、化学换肤、激光美容面部护理、永久性脱毛等等。在这种描述中，整形美容手术从一种有风险的医学操作，摇身一变成了日常可选的商业服务。通过使用“让别人做”和“正确地点餐”这类说法，整形美容的选项契合了明智使用购买力的资本市场逻辑。曾经被视为治疗性操作的整形手术，现在成了消费产品。而且，在这篇文章中，一些介入性更弱的美容手段，比如肉毒杆菌注射，被当作“快餐”美容介绍给那些害怕真的挨刀的人。文章说，与传统的要求病人住院好几天或好几周的整形美容手术相比，介入性更弱的“快餐”美容方法能带来满意的效果，同时将风险降到了最低，因而在女性中越来越受欢迎（刘海兰，2005）。

同样，《时尚·伊人》（中文版）2004 年 8 月刊中一篇题为“午餐整形美容手术”的文章中，也介绍说“午餐”美容方法是最新的趋势。对女性美的迷恋并不新鲜，但是将介入性操作当成时髦的自我提升手术进行宣传，说明对美的追求已经达到了前所未有的规模。而且，一些文章通过描绘高超的技术和手术“看起来很自然”的结果，将整形美容正常化。比如，在 2006 年 5 月的《时尚·伊人》（中文版）中，《美容方案》专栏中有一篇题为“人造美女，小心泄密”的文章说：

在刀光血影下，美女一个接一个诞生，整形美容手术能帮助女性实现变美的梦想。随着先进整形美容技术的快速发展，在人造美女脸上和身上找到手术刀的痕迹并不容易。西方医生相信一件事：只有当手术后的身体看起来像天生的一样自然，手术才算成功。不自然的双眼皮和尖下巴已经消失了。因为隆胸后的乳房看起来和真的一样，一些电影明星骄傲地宣布她们

的饱满胸部是天生的。除非是医生，很难辨别真假！（点点，2006：320）

由此可见，读者被鼓励去接受和欣赏先进的医学技术。这篇文章声称“人造美女”比拥有“自然面貌”的真正美女更漂亮。“真正”和“人造”的区别不再容易辨别，自然美和人工美之间的界线变得模糊。如上面两篇文章所示，时尚杂志对女性身体外貌的医学化、对整形美容手术的正常化和美化，有助于把整形美容手术作为一种实现理想美的方法介绍给大众，并影响女性对整形美容的态度和行动。

过去十年，除时尚杂志外，越来越多的媒体也报道了整形美容手术的话题，包括电视、网络、报纸等。事实上，关于整形美容手术的描述越来越普遍，各种媒体都在公开讨论整形美容的话题。在 2005 年湖南广播电视台经视频道制作的中国第一个整形美容真人秀电视节目《天使爱美丽》中，参与者的报酬就是整形美容手术，手术室的画面被传送到观众起居室的荧幕上。那之后，中国上映了数个整形美容真人秀节目，比如《灰姑娘与天鹅》和《看我 72 变》。真人秀被用来作为宣传整形美容手术、整形美容诊所和医院的策略。虽然节目不同，但都是由整形美容诊所和医院所赞助的。通过展示整形美容手术改变人外貌和社交生活的神奇效果，这些电视节目相当于整形美容业的巨型广告。从女性杂志到电视真人秀，整形美容手术被描绘成一种简单而有效的获得美丽外表的方法。

作为规模达数百万元的产业，针对美容医疗的商业广告出现在各种广告载体上，包括杂志、报纸、网络、电视、街道广告牌、出租车、公交车、餐馆甚至商场的女卫生间内。商业整形美容广告占据了无数中文杂志和报纸的版面，诱导那些对自己外表不满意的女性一夜之间改头换面。《美颜志》就属于这类杂志，最初于1991年8月1日在西安发行，现在读者遍布全国。杂志充斥着在影棚拍摄的彩色美女照片。作为一份受欢迎的专门介绍医疗美容和整形美容手术的杂志，它为读者普及各种整形美容手术的常识，介绍整形美容技术的新趋势，为如何选择合适的整形美容手术提出建议。杂志中有各种与整形美容手术相关的人物故事、消费者的证言和广告。

《美颜志》直接面向整形美容消费市场。除了在这样的流行杂志上做广告，整形美容诊所还会在生活类报纸上推销服务。例如，《精品购物指南》是北京一份介绍生活方式和购物资讯的彩色报纸。该报1993年创建于北京，最初是一份发行量较少的小报，但是随着国际消费文化在中国的快速发展，报纸也很快成长起来。到1998年，该报广告收入达到17亿元，成为全国前十的报纸之一。在对中文小报的研究中，赵月枝（赵月枝，2002）认为，《精品购物指南》这样的小报对城市的职业和管理精英具有吸引力，相当于“中国购物阶层的圣经”，指导富裕的城市中产阶级体会自己享受消费的快乐（赵月枝，2002：115）。《精品购物指南》上的广告被分成若干部分，其中一部分专门刊登包括整形美容在内的美容服务广告，整形美容诊所广告通常放在这部分的最初和最后几页，上面有很多美丽诱人的女性图像。在首页上，总是有一张“美丽地图”，在北京城市地图上标着美容中心和整形美容诊所的位置。

广告会采用各种手段来说服人，让人相信如果整形美容，他们不仅会更好看更年轻，而且会更富有、更快乐、更成功、更受欢迎、生活得更好。因为近来各种媒体上对整形美容手术的宣传，公众对整形美容手术的认知度也有所提升。在女性对自己身体形象和自我的认知上，广告的影响力强到不可思议。正如费瑟斯通写道："广告……帮助建立了一个世界，这个世界中的个体变得情感脆弱，不断地检查自己身上是否存在瑕疵，因为瑕疵不能再被当成是自然的东西。"（Featherstone，1991：175）当下，不管在哪里，我们都被各种为化妆品、内衣、电视、小汽车、电子产品等等做广告的年轻漂亮的女性形象所轰炸。因为反复接触这些形象，很多女性在心底将这种理想的身体状态与声誉、幸福、爱和成功联系起来。结果，脸和体型被与拥有它们的人隔离开来，变成了由广告和大众媒体所主宰的消费对象。

当媒体无止境地制造美丽而年轻的形象，当不切实际的形象被视为理想的美，我们正生活在一个真实沦为了媒体、广告、电视和电影殖民地的世界。用鲍德里亚的话说，我们生活在"模仿的时代"：

模仿是现实与虚拟、真实与虚假的瓦解。模仿既不提供现实的等同物，也不复制现实，模仿重复和生产现实。现实的定义变成：可以产生同等复制品。现实不仅是可以复制的，而且常常是已经被复制的。这是超现实——比现实更现实。（Horrocks，

1996：109 引用）

换句话说，当现实模仿超现实的模型时，超现实就代替了现实（Ritzer，1997：96，引用鲍德里亚）。杂志和其他视觉媒体将鲍德里亚的概念应用到大众媒体关于“完美外表”的话语中，生产和复制“完美外表”的影像，诱使人们追求理想的脸和体型。女性认为身体的某些方面阻碍了她们与当代的理想美标准保持一致，就可能会觉得有必要通过一切手段改变她们的身体。而且，在超现实的理想美和野心勃勃的消费文化环境中，躯体技术和生物医学的发展让身体变得可以被重塑，这也帮助提高了人们对整形美容手术和其他相关对身体的技术干预的接受程度。整形美容手术承诺带来迅速而轻松的高科技成果，被当成能让女性变得更有女人味、更迷人的配件推销给她们。女性通过做隆胸、抽脂、隆鼻、除皱、眼睑整容等手术加工自己的身体，试图复制理想美，效仿模特。如今，整形美容手术提供了一种模仿理想美、从现实转变到超现实的方法，即从自然女性转变成为人造美女。在今天的中国城市地区，超现实美学通过整形美容手术，将女性身体最大限度改写到理想形态。

总体来说，在过去十年，中国媒体对整形美容手术越来越多的报道，让整形美容手术作为提升外表的一种途径，被更为广泛地接受。媒体不断制造和复制的不仅仅是理想的美丽形象，也是对完美的巨大渴望。毫无疑问，大众媒体造成的消费欲望，是整形美容手术在中国受欢迎程度猛增的推动力。

更精致的消费对象：身体

> 在消费套餐中，有一个比其他任何都更精致、更宝贵、更令人印象深刻，甚至比汽车载有更多内涵意义的对象……那就是身体……它无所不在……在广告、时尚和大众文化中；围绕着它的保健、饮食、诊疗狂热，对年轻、优雅、男子气/女性气质、治疗和养生法的痴迷，以及附于其上的各种献祭式行为，都证明了一个事实，即身体在今天已经成为了一个救赎对象。它已经从灵魂的手中完全接过了道德和意识形态的功能。（Baudrillard，1998：129）

前文已经讨论了时尚杂志、广告业和整形美容营销如何构建一种理想的完美外表，并把它作为一种可购买的、值得拥有的商品推广。把美丽的面部特征和理想的体型当成商品，这并不新颖。但是当这种“肤浅”的美成为一种必要的商品，意味着一场深刻的“消费革命”已经在中国发生。中国不断扩大的消费文化和美容业如何瞄准女性身体？在田野调查中，我通过采访和聊天的形式，与一些白领阶层的办公室女士进行了交流。虽然她们的个人背景和故事不同，但都有着相同的地方：往往聪明机智、知识渊博；有着令人羡慕的高薪工作；常常打扮时髦，热爱购物；一般都较为自信，但同时为自己外表和体型焦虑；她们还沉迷于消费包括高科技美容治疗和整形美容在内的各种美容产品，希望拥有美丽的身体。总之，她们享受一种由当代消费文化所定义的生活方式，其中身体扮演着重要角色。29 岁的白领吴梅就是一位这样的办公室女性。我采访她的那天，她穿着宝蓝色丝质上衣、灰色喇叭裙，头发梳成一个圆髻。从北京第二外国语学院英语系毕业后，2001 年她在英国攻读了管理学硕士学位。回到中国后，吴梅先后在几家跨国公司工作。2005 年起，她在一家合资咨询公司当经理。我见到她的时候，她是单身，两年前做了隆鼻和双眼皮手术，近期刚做了抽脂手术。我问她为什么要做抽脂，她说：

我讨厌身体里多余的脂肪！长胖不健康！当然，胖的时候不管穿什么都会显得邋遢笨拙！在这个社会，如果第一眼不能给人留下好印象，你就已经处于劣势了。我们不是天生都有完美的体型，但是可以在先进医学技术的帮助下实现它。抽脂术对我而言是一个合理选择。

当下消费的一个特征是，人们消费的不仅是基本食物、服装和家用器具等必需品，还有越来越多的象征性代表，比如时尚、风格和美。欲望的制造是消费社会的关键动力。为了制造消费的欲望，市场必须首先引起一种不满意的感觉。吴梅表达的自我不满，体现了“胖的”身体形象和污名化的社会认同之间的联系。胖与“不健康”、“邋遢笨拙”的负面形象密切相关，而苗条则与健康的身体和正面的品格相关。

和吴梅谈论她的手术时，我意识到整形美容只是她身体改造的一部分。为了获得并保持美丽的外貌，她不断地消费各种商品和服务，保养自己的身体。以下节选自我们的对话录音（经吴梅同意）：

我：你能告诉我做这些手术花了多少钱吗？

吴：当然，让我想想……双眼皮手术花了我3600块，鼻子整形美容花了6200块，腹部和大腿抽脂手术花了15000块。

我：哇，听起来好贵！

吴：我觉得还好。因为隆鼻我选了进口材料，所以有一点小贵，但是值得。比起国产东西，我还是相信进口产品的质量。

我：如果你不介意的话，我能问问你每个月挣多少钱吗？

吴（笑着说）：那我的秘密！大致在8000—10000元之间。

我：这样的话，我想这笔费用你还能承担得起。

吴：整形美容手术是一次性的东西。要往身体里放东西，我肯定要选名声好的医院，有名的医生和好的材料，并不便宜。但你知道吗？要在手术后保持良好的体型，我要付出更多努力，这是个长期的工作。相比我花在其他化妆品和身体保养上的钱，这笔钱不算多。

我：那么，你其他的花费是什么？

吴：那就太多了。要知道，光是护肤品和化妆品就很贵了。护肤品我基本只用像“兰蔻”和“资生堂”这样的国际品牌。不过化妆品国内的和进口的、贵的和便宜的我都买。

我：你一般买哪些美容产品？每个月在这些东西上要花多少钱？

吴：哇，这就难算了。你知道，有时候仅仅一瓶霜就要500多块……我有日霜、晚霜、保湿霜、抗皱霜、美白霜、眼胶、磨砂膏、洗面奶、化妆水、身体乳、护手霜……化妆品我有粉底、粉饼、眉笔、眼线笔、眼影、睫毛膏、唇线笔、唇彩、口红、化妆刷、卸妆乳等等。而且每一种化妆品我都有不同的颜色和牌子。多少钱？天知道！我估计至少三分之一的工资。谁知道我在这上面花了多少钱？！我只知道每个月我都会买新东西。但是不管怎么说，钱挣了就是用来花的。虽然我花的这么多，但是我能挣回来。

我：真的好花钱！……别的呢？你去美容院做护肤吗？

吴：去。我每两周去一次美容中心，做脸部和身体保养……多少钱？正常的是每次300元。不过因为我是这家美容中心的会员，所以每次200元。我提前付了10000元的会员费和押金，他们就从这10000块里面扣每次的费用。

我：听起来好费事！

吴：想要美就意味着要花很多金钱和时间（在身体上）。瑜伽课、发型、美甲……这么多（需要做的）事情。俗话说，没有丑女人，只有懒女人。事实上，我不觉得这些东西是负担，这已经成为我生活的一部分。我喜欢和女性朋友逛美容院、美发店和健身房。

我：你为什么这么在意身体形象呢？为了漂亮花这么多钱，这对你为什么那么重要？

吴：哪个女人不想好看呢？得了！别虚伪了！如果一个女人因为想要更好看、自我感觉更好，花钱做点事又有什么错呢？……我漂亮的时候心情就好……有些人喜欢把有能力有竞争力的事业女性描述成“女强人”或者难看的“恐龙”[2]，太可笑了！我知道怎样让自己漂亮，也让我的人生同样美丽！现代的事业女性不仅聪明独立，而且有吸引力有魅力！

这段对话解释了消费文化中的美丽规则和其道德义务。秉承“想要美就意味着要花很多金钱和时间”的想法，吴梅为了达到并维持她想要的身体形象，不仅通过一次性的整形美容手术改造身体，还有“长期的”身体维持。从这个意义上说，她的想法和行动展示了消费主义的逻辑：想得到渴望的美的、有女性气质的形象，需要通过消费各种美容产品和服务，不断地保养身体。换句话说，消费文化的内在逻辑就是无止境的欲望和不断的消费。这种不知足的欲望是被大众媒体上大量的视觉形象培养出来的，同时被消费者自我调整和内化为“身体维持”（Featherstone，1991）。福柯写道（Foucault，1979：138），附带社会空间的驯顺躯体很大程度上是通过自我调节来控制的。这种自我调节也适用于身体的审美维度，个人根据社会认可的美和健康的规范，调节自己的身体。即使在没有意识到的情况下，这种对自我的不断校准也是不可避免的。在吴梅的案例中，当她说“没有丑女人，只有懒女人”时，充分说明美丽的身体被看成是自控和自律的反映。如费瑟斯通所述：

在一个身体成为通往生命中所有美好事物的证件的文化中，自我保护取决于对身体的保护。健康、青春、美丽、性和身体适宜性是通过身体维持能够获得和保持的积极属性。随着外表被当成是自我的反映，因忽视身体而带来的惩罚，会降低一个

人的社会可接受度，同时也暗示着懒惰、低自尊甚至道德缺失。（Featherstone，1991：186）

在消费文化的美丽规则下，不满足社会审美标准的身体形象会让人想到，它的主人因为懒惰或缺乏自律而忽视了对身体的照顾。这里引出了身体与自我之间重要而微妙的关系。

在社会生活的很多方面，身体被看作是自我的表现。在当代社会理论中，身体作为高度/晚期/后现代性社会自我认同的一个中心部分，成为了一项被打理和改造的“工程”（Featherstone，1991；Giddens，1991；Shilling，2003）。费瑟斯通认为，身体是自我表达的工具，并被消费主义所巩固。他写道：“身体是欢愉和自我表现的工具。那些美丽、公然带有性倾向的并且与享乐、休闲、展示相联系的身体形象，强调了外表和‘样子’的重要性。”（Featherstone，1991：170）他提出，身体作为个人身份认同的一部分，自我有“身体维持”的责任，确保身体的状态尤其是外表方面能够实现消费文化所要求的价值——健康、青春和美丽。无法保持仪表的自我会失去其社会可接受度，因为它“自尊心低甚至道德缺失”（Featherstone，1991：182—187）。同样，克里斯·希林也讨论了自我和身体的关系，把身体看成“一个处在形成过程中的实体；一个应该下功夫将之打造成个人自我认同的一部分的工程”（Shilling，2003：5）。但是，与费瑟斯通的“身体维持”不同，前者强调身体的社会调节，希林则暗示，通过把身体当作一个有可能根据其主人想法重建的“工程”进行投资，人们能够增强对自己身体的控制，并且以此表达他们的自我认同感。因此，希林以“身体作为工程”的观点为能动性和自我认同提供了更多空间：

> 投资身体为人们提供了一种自我表现的方式，也提供了一种能够让人心情良好、增强对自己身体控制的方法。如果一个人觉得无法对日益复杂的社会施加影响，至少可以对自己身体的尺寸、形状和外貌有一定影响。（Shilling，2003：6）

在对吴梅的采访中我们也看到，她关心别人会如何从外貌来看待她。而且，为了打破成功女性缺乏女性气质的成见，吴梅试图通过积极消费包括整形美容在内的美容产品和服务，成为一个“有吸引力、有魅力的”女人。通过美化容貌和重塑体型，她不仅展示了由消费文化所定义的享乐主义生活方式，也表达了她作为一个“现代”事业女性的自我意识，在经济独立的同时享受自己美丽且有女性气质的感觉。

吴梅在塑造和维持身体上的各种努力，让我们能够快速而深刻地了解女性身体在中国繁荣发展的美容产业中的角色。在当今中国，年轻的城市高薪女性有着越来越强的购买力，吴梅就是一个例子。美容产品和服务的消费热潮背后，是随着中国经济的繁荣发展，数量不断增加的富足中产阶级职业人士。现在，拥有了更强的购买力，越来越多像吴梅这样的女性不仅为自身教育和职业技巧投资，也为面部特征和身体形态投资。女性越来越关注身体形象和快速变化的服装、发型、打扮风格，这已经成为一种新兴趋势。这种趋势为相关服务打开了很多业务渠道。通过适应繁荣开放的市场经济体制，中国发展成了全球第八大、亚洲第二大化妆品市场。日常的美容投资，包括为了美化脸部、头发、双手、指甲和身体的每一寸而花在护肤品、化妆品、美发店、美容院、瑜伽俱乐部和健身房的钱。除了这些日常美容程序，一种完全的改装——整形美容，也越来越被广泛接受并流行起来。对吴梅来说，这种美容投资意味着她月工资的三分之一左右，但她可能没有意识到，她花的这笔钱推动了中国美容市场的快速发展：一个充满各种各样美容产品和服务的市场。

虽然很多吴梅这样的女性为她们手术后的美丽新身体而欢庆，为她们作为中国现代新女性的购买力而欣喜，有时整形美容手术却并没有广告中所显示的那么美好。中国媒体上反复出现的手术毁容的可怕故事，不断提醒我们中国整形美容手术市场的阴暗面。

腿部拉长手术

售卖美丽成了一个如此赚钱的产业，所以市场还在不断生产很多新的“产品”和“服务”，包括身高的购买。下面，通过分析整形美容手术的一个极端例子——腿部拉长手术，我将讨论为什么说整形美容手术有时候是危险甚至致命的。

这个手术的正式名字是伊里扎洛夫技术，20 世纪 50 年代由俄国医生加夫里尔·伊里扎洛夫发明，他用自行车辐条来治疗枪伤导致的断骨。现在全球都在用这个手术方法，但主要用于治疗目的，比如侏儒症和残疾肢体等，几乎没有用于整形美容的，而在中国，这种方法已经用于整形美容好几年了。这种腿部拉长手术的中文流行说法是“断骨增高”，手术过程名副其实：

> 医生截断病人的双腿，在膝盖以下和脚踝以上的骨头间插入钢钉。钢钉与一个金属架相连。连着几个月，病人每天都要忍受极度的痛苦，小范围调动旋钮，迫使断骨的终端被拉离开来。通过在断骨愈合前不断将它们拉开，空隙中会长出更多的新骨头。（Coonan，2006）

如前文所述，在当今中国的求职过程中，除了魅力外表，申请者有时也会遇到身高要求。报纸上的招聘广告经常注明女性身高要在 1.60 或 1.65 米以上，而男性的最低身高要求则是 1.70 米或 1.75 米。然而，根据中国人口信息网（中国人口信息网，2001）数据，中国女性的平均身高是 1.58 米，男性平均身高为 1.69 米。

根据倪青青（Ni，2005）报道，因为担心 1.62 米的身高会妨碍自己找到一份白领工作，一位 22 岁的商科专业学生从大学请假一年，做了腿部拉长手术。一个 20 岁的女孩曾因为达不到电影学校对女性表演学生的身高要求而无法申请，她通过手术将原本的 1.55 米身高增加 7 厘米后，被北京电影学院录取。但是，有时手术会失败，美梦会变成噩梦，这是一种有可能导致瘫痪的危险手术。

2007 年 4 月 1 日，CCTV 纪录片栏目《每周质量报告》报道了 25 岁的晓梅的悲剧故事，在广州 F 医院做的一次腿部拉长手术，导致她右小腿残疾。晓梅一直对自己 1.52 米的身高不满，也对各种承诺增高的产品大失所望，这时一则关于断骨增高的手术吸引了她的注意。广告声称，通过打断骨头让它们生长，长高 10 厘米不再是梦。晓梅去了医院，见了副院长王魁然，他说断骨增高是一种简单有效的手术，没有任何风险，远东医院有做这种手术的技术。

2005 年 3 月，为了将身高从 1.52 米增加到 1.60 米，晓梅花了大概 45000 元做腿部拉长手术。5 个月后，她的腿的确变长了 8 厘米。然而，3 个月后，当钢钉终于被从她骨头中取走，应该能够正常行走时，晓梅却发现因为右腿无法忍受的疼痛，她无法走路。原来，她右小腿骨头间的空隙并没能闭合。被极度的痛苦和无助折磨着，晓梅前往广东省人民医院和其他大医院寻求帮助。专家告诉她，因为那次腿部拉长手术，她有可能终身残疾。“现在，我真后悔当初天真地相信了医生的话。”她在电视节目中说。原来，虽然这家医院从 2004 年起已经做过 100 多台这样的手术了，但是他们的这项手术从未经卫生部门批准过。“一开始，我们不知道这样的手术是需要批准的”，给晓梅做手术的王魁然说。王魁然还对 CCTV 坦白，他的医院在真正做腿部拉长手术之前，没有得到任何官方批准。当被问到“你们到底有没有真正掌握这个技术”时，王魁然说，“我们必然有一个学习过程，这要有一个过程，不是吗？”随后，广州 F 医院被广州卫生局关闭。

广州 F 医院当然不是中国唯一一家未经授权提供腿部拉长手术的医院。在后来的调查中，CCTV 发现在之前两年中，类似案例在北京、河北、浙江、广东、辽宁和河南都发生过。2006 年 8 月，北京丰台的一家医院接收了两位因为腿部拉长手术致残的病人。此前两年中，这家医院接收并治疗过超过 60 位因腿部拉长手术受伤的病人。终于，在 2006 年 10 月 10 日，中国卫生部宣布禁止整形美容性的腿部拉长手术，严格规定手术仅能用于治疗目的，由每年至少做 400 台骨科手术并且能提供术后护理和康复的骨科或综合医院执行。毫无疑问，这个近来蓬勃发展的市场需要更多来自政府的管理。然而，如果工作场所仍然制定具体的身高要求，有些人为了符合标准可能还是会走向极端。

以上，是吴梅的喜悦故事和晓梅的悲剧故事。吴梅通过消费包括整形美容在内的各种美容产品和服务获得新的身体形象，为之庆祝；晓梅却因腿部拉长手术造成的永久残疾而痛苦。媒体上很容易找到与这两个极端案例相似的故事，指出了女性参与整形美容手术存在的矛盾。前一案例中，女性成功地选择了商品和服务，以此获得她渴望的美丽，并构建了她作为一位“现代”中国女性的自我认同感；后一案例中，女性被受利益驱使的整形美容医院摆布，成为了受害者。一方面，女性使用购买力积极构建自我认同；另一方面，她们被动地被利益导向的市场所剥削。不过，尽管她们二人的经历完全不同，两个案例都证明了女性身体在整形美容手术和美容行业中的深度参与，体现出女性身体已经被中国繁荣的“美容经济”全面瞄准。

结　论

上一章中，我讨论了在改革开放后的中国，经济社会急剧变化带来的社会不确定感，如何引起了人们的身体焦虑。本章则探讨了无所不在的消费文化和不断扩大的美容市场如何捕获这种关于身体形象的焦虑。流行媒体制造“理想的”美丽形象，加剧女性的不完美感，并通过将整形美容手术美化、正常化，提供各种修补“不足”的方法。同时，巨大的潜在市场和利益，使得各个公立和私人医院、诊所都试图分一杯羹。当市场提供包括眼睑矫形、鼻梁增高、脸部和唇部塑形、去除多余脂肪、增大胸部甚至拉长双腿等一切服务时，整形美容在当代中国就成了一个消费选择的问题。

在消费文化中，美成为一种规则，人们则渴望的身体形象被承诺可以通过消费各种美容产品和服务获得，而忽视身体形象则被认为是缺乏自律。在中国繁荣发展的美容产业或者所谓“美容经济”中，女性身体被全面商品化。美关乎经济，但也关乎意识形态。在下一章中，我将讨论中国美容经济蓬勃发展的政治寓意。以世界小姐比赛和北京奥运会礼仪小姐的招募和训练为例，我将讨论美丽的女性身体如何被纳入民族主义议程。

第六节　中国的美容经济和审美观

当对追求美和选择整形美容成为一个消费选择的问题时，在改革开放后的中国，控制身体的权力是否被市场所取代了呢？我表示怀疑。消费文化在影响女性审美认知和购买方面绝对发挥着重要作用，市场则是推动中国美容产业发展的重要机制。然而，市场如果偏离了主流意识形态的内在逻辑，将无法正常运作。那么，政治又是如何影响中国繁荣发展的美容产业和整形美容市场呢？

实用主义和繁荣的美容经济

如前文所述，中国整形美容手术的一个主要特征是其实用主义。20 世纪 60 年代，后来被称为中国改革开放设计师的中国共产党前领导人邓小平搁置了关于什么是资本市场、什么是社会主义的意识形态争论，提出了著名的“白猫黑猫论”——“不管黑猫白猫，能捉老鼠的就是好猫”，为中国的市场化改革铺平了道路。在邓小平实用主义方针中，是资本市场还是社会主义并不重要，重要的是是否有利于经济发展、有利于增强综合国力、有利于提高人民生活水平。如果某件事在这些方面是有利的，那么它就能够被社会主义欣赏和援用。“建设中国特色的社会主义”的标语便是用来论证这种实用主义的正确性。通过发展出众多马克思主义理论的新词语和新概念，例如“中国特色社会主义理论”，中国共产党赋予新经济体制以合法地位，同时坚持了马克思主义意识形态。

莱瑟姆（Latham，2002）曾提出，因为中国社会变化迅速，中国的现状与东欧的后社会主义国家完全不同。莱瑟姆把当前的系列意识形态理论称为“过渡期论调”（Latham，2002：231）。虽然这套论述的内容可能有所不同，但都设想整个国家和人民正处于过渡期，将从现状过渡到未来更好的状态。中国共产党认为，社会主义与这些经济政策并不矛盾，中国正处于社会主义的初级阶段。这种实用主义的再定义法，允许国家采取任何它想采取的经济政策来发展市场经济。“白猫黑猫论”和“中国特色社会主义理论”，是在改革开放后的中国深刻影响了中国共产党的实用主义和实验主义的缩影。

在整形美容手术方面，实用主义思想在个人选择整形美容和国家的美容产业发展政策方面都发挥着主导作用。前文已经谈过，很多中国女性选择整形美容是出于非常实际的原因，比如为了找到更好的工作或配偶、挽救一段婚姻、巩固社会地位或者融入城市生活。显然，她们选择整形美容手术的逻辑与实用主义思想相似：不管是自然美还是人工美，只要对个人的生活有益处，就值得欣赏。从更广泛的角度看，这种实用主义思想在中国美容产业的发展中也同样适用。自从以实用主义为导向的改革政策开始在中国实施，经济成功逐渐为政府获得大众媒体越来越广泛的支持，即便不是所有的政策都支持，但绝对支持那些给人们带来了更高生活水平和更多个人选择的政策。

除了意识形态中的实用主义，国家还应用了“小康”（相对富裕，相对舒适，或相对繁荣）的概念来制定发展策略，使其对国家未来的设想更切合实际。在当下使用小康的概念，是援引中国古代思想来支持中国共产党的马克思主义。在中国古代思想中，小康社会是大同的前身，大同是一种乌托邦式的世界蓝图，其中每个人、每件事都能和平相处[3]。2002 年 11 月 8 日中共第十六次全国代表大会就提出“全面建设小康社会，开创中国特色社会主义事业新局面”。

有了这个背景，现在我们来研究一下官方和学者如何援引小康社会的概念发展中国的美容经济。在 2004 年 10 月北京举办的中国国际美容时尚周的经济论坛上，有关领导发言称：

100 年前，美容（与美化相关的活动或美容服务）属于上层社会。现在它发展成了一股庞大的产业大军。这个产业为我们的社会生活和经济发展做出了重要贡献，包括为我们带来美。我希望，美容产业能够跟随国家建设小康社会、提高人民生活水平的方向，引领时尚，为人民带来更好的生活，打造（中国）美容产业的新局面。（徐新军，2007：序）

国务院发展研究中心[4]信息中心主任这样说：

作为一种经济，美容是个大规模经济。同时，美容经济也是一种小康经济。作为一种超过基本生活消费、迎合享受需求

的消费需要，美容服务行业在这个转变过程中可能加速发展。（徐新军，2007：序）

如上所述，在新的理念中，一个富裕、文明的社会会更加关注美，暗示着美丽形象是社会发展和成熟的一个指标。因而，美丽的女性身体变成了美容产业的催化剂和普遍现代性的标志。

20 世纪 90 年代开始，美容业在中国迅速崛起，但是直到何帆、巴曙松、钟伟和赵晓四位经济学家在 2004 年 10 月中国国际美容时尚周期间发布第一份《中国美容经济年度报告》，美容业才得到广泛认可[5]。根据这份报告，1982—2003 年，中国美容业的销售额在 20 年之间增加了 200 多倍。1982 年，美容业销售量仅为 2 亿元，而 2003 年这个数字达到了 520 亿元（Donald，2004）。报告还称，美容业是中国第五大消费产业。

据陈文（Chen，2005）报道，这份报告的总编辑、《中国美容时尚报》[6]现任编辑、全国政协委员张晓梅，在全国政协会上提交了 60 多份有关 2003 年以来中国美容产业发展的提议。在 2007 年的全国政协会议上，她的 10 项提议中有 7 项与此相关。张晓梅说，美容服务已经成为人们日常生活不可缺少的一部分；作为一种副经济——美容经济，它代表着一个年销售额 1700 亿元、年增长率 15% 的巨大市场。从 1999 年 12 月起，张晓梅和她的团队组织了一系列中国国际美容时尚周活动，这一活动已经发展成中国最大的这类展会之一。

除了巨大的利润，美容产业还意味着数量可观的就业机会。张晓梅说，美容产业是劳动高度密集型产业，提供一对一、有时是多对一的服务（Chen，2005）。2004 年，中国有将近 160 万家美容院，雇用了 940 万人。根据中华全国工商业联合会美容商会开展的一份调查，该产业雇用人数超过了 1600 万（Chen，2005）。调查还显示，这个产业员工的平均年龄为 25.72 岁，近 80% 为女性，她们的平均薪资为每个月 1050 元。这些数据解释了为什么张晓梅说“如果发展得当，中国繁荣的美容产业可以孵化出相当数量的工作机会，成为国家失业问题的一个潜在解决方案”（新华社，2005a）。

作为美容产业的一个重要部分，整形美容市场也得到了很大发展。据《中国日报》（*China Daily*，2006）报道，“政府官员估算，中国每年有 24 亿美元花在整形美容手术上。他们说每年有大概 100 万台这样的手术”。因此，美容产业对个人来说可能只是一个满足个人需求的问题，但对中国这样一个快速发展中的国家而言，它意味着巨大的经济效益和大批就业机会。正如以上数字所显示，美容产业的确已经成为中国最具生产力的经济领域之一。

男性与中国美容产业

女性是美容产业的主要消费者，但男性对外表和美的兴趣也在迅速增长。从全球范围和中国历史来看，男性关注外表虽然绝非广受欢迎，但也不是新鲜事物。然而，近几十年来，这种趋势在西方和中国变得尤其强劲，“都市美型男”的出现就证明了这一点。“都市美型男”这个词最开始出现在英国记者马克·辛普森1994年11月15日发表在《独立报》上的一篇文章中，题为“镜子男来了”。在文章中，辛普森（Simpson, 1994）写道：

都市美型男，在城市（因为所有最好的商店都在这里）生活或工作的、拥有高额可支配收入的年轻单身男性，可能是这十年最有前途的消费者市场。1980年代，只能在GQ这样的时尚杂志、李维斯牛仔裤的电视广告或者同性恋酒吧中看到他。1990年代，他无处不在，而且正要去购物。

在随后的20世纪90年代，这个词慢慢地在媒体中从一家传到另一家；21世纪初，一家网上杂志发表辛普森在2002年写的另一篇关于都市美型男的文章后，这个词广为流传开来。辛普森在文章中将大卫·贝克汉姆认定为都市美型男的典型代表。从那时起，无数西方媒体都学会用“都市美型男”来形容有较强审美观的城市男性，他们会花大量的时间和金钱打造自己的外表和生活方式。

都市美型男也来到了中国。近年，中国人新造了“都市玉男”这样的流行词，来形容非常关注外表、看起来有点女人气的中国男人。这个词登上了很多头条，比如“男色潮流‘都市玉男’走俏”（傅，2004）和“都市玉男的魅惑”（Musiclin, 2007）。还有一系列的词也被用来形容都市美型男，包括“都市型男”、“都市中性美男”、“花美男”和“后雅痞”。因为外表意识是都市美型男的突出特征，“都市玉男/都市型男”的崛起，推翻了护肤和美容是女性专属的传统观念。这一点也被中国美容产业的迅速发展所证实，其中男性产品所占的比例正在升高。都市美型男在这个国家的出现，也推动了中国男性护肤品市场的蓬勃发展。

当女性美容市场的竞争越来越激烈，而男性正对他们的外观愈发感兴趣时，很多出售女性美容产品的公司正在转向这批新人口。在中国大城市和新兴城市，男性化妆品的销量正迅速上升，越来越多的商场和超市都设立了专门的男性化妆品柜台。通过销售男性面霜、乳液、香水、护发、护肤和其他美容产品及服务，男性仪表打扮被认为是2009年中国美容和个人护理领域最“有活力”的部分（Brousseau，2010）。因为有些人关注个人形象的提升，男性人口推动了个人护理产品的销量上涨。一些化妆品公司或市场调研公司分布的数据显示，中国男性对美、营养、物理治疗、多功能服务以及整形美容手术的需求不断上升。巴尔弗（Balfour，2010）报道，根据宝洁公司的数据，中国男性在各种面霜、抗皱啫喱和洁面乳上的花费已经超过了剃须刀和刀片，两者比例为4∶3，并且差距会继续变大。巴尔弗进一步报道：

> 据欧睿公司估计，中国男性护肤市场今年可能达到2亿6960万美元，北美市场则是2亿2740万美元。这家研究公司还预测，从去年到2014年，中国男性护肤品市场年均增长率将达到29%，而北美和欧洲分别是5.7%和7.9%。（Balfour，2010）

《独立报》也在一篇题为“男性推动中国美容产业”的文章中，对中国男性护肤品市场的繁荣发展做了专题报道。

> 总部设在上海的“Ifop 亚洲”公司 11 月 24 日说，预计今年男性护肤品的销量增长将超过 25%。研究者说明年中国男性护肤品的总销售额将达到近 5 亿 7000 万美元。“在可预见的未来中，男性将是中国护肤品市场下一个增长的来源。”（The Independent，2009）

虽然不同市场研究公司给出的数字不同，业内人士一致认为随着中国男性更加关注他们的外表，男性美容产业已经成为新投资的一个焦点。

随着男性美容市场的繁荣，越来越多的男性也寻求通过整形美容手术为自己的外表添彩。在田野调查中，我没有采访男性整形美容顾客，但向一些医生咨询了男性整形美容的情况。大多数医生说，近年男性整形美容有上升的趋势，他们一般想要去除下眼袋、舒缓皱纹、去掉双下巴。而且，隆鼻、头发移植和抽脂这类手术在男性中也受到欢迎。中国城市男性美容产业的繁荣和男性整形美容手术的增加，说明在当今中国男性身体也在逐渐被繁荣的美容产业商品化。

回到审美意识形态，自由市场话语和国家强制权力表面上冲突，但实际是可调和的。莱瑟姆（Latham，2002：217）将消费看作是不鼓励物质享受的价值观式微后，填补价值空虚的“社会缓和剂”。莱瑟姆的观点结合不断变化的意识形态，对改革开放后中国形象塑造产业的繁荣作出了解释。通过向人们释放更多社会空间，容许他们通过化妆、衣着或者手术调整追求美，中国政府促进了巨大而繁荣的美容业市场的发展，把它当作“社会缓和剂”，向其人民提供一种精美商品——魅力四射的身体形象。繁荣的美容经济发挥着宣传作用，凸显经济上的成就。美丽的女性形象被用来代表改革开放后中国的国际化和现代面貌，下面的讨论将进一步论证这一点。

“美女外交”：世界小姐选美大赛在中国

女性不仅是美容经济的消费者，美丽的女性也是美女经济的催化剂。盖瑞·徐（Gary Xu）和苏珊·费纳（Susan Feiner）这样定义美女经济：

> 广义来讲，美女经济指选美比赛这类典型的商业化活动、安排美女上台展示的地方化节庆活动以及伴随我们左右的大量关于电视节目、电影、化妆品、整形中心、减肥产品、健身课程和无处不在的美容院的广告。（Xu and Feiner，2007：308）

徐和费纳认为，“把美视作个人经济成功的一个重要来源，这种新的文化聚焦带来的一个意料之外的副产品，就是国家背书的选美比赛全面开花”（Xu and Feiner，2007：307）。在全球，利用漂亮女性销售产品、获取知名度、推广公司和促进经济发展算不上是新策略。然而，考虑到意识形态背景，中国举办选美比赛的热潮为我们提供了一个独特的舞台，由此探索繁荣的美女经济以及美在中国的政治意义的变化。

中国宣布 2003 年世界小姐选美大赛将首次落户中国时，得到了全球的广泛关注。就在 2002 年，中国小姐选美大赛还仍然是一个地下比赛，因为没有相应的官方许可，被警方中途叫停（Bu，2003）。在选美比赛被谴责为资产阶级堕落的象征和对女性的轻侮长达半个多世纪后，2003 年世界小姐选美大赛来到中国，成为演绎美的政治学舞台。

与 2002 年在尼日利亚受到抵制不同（BBC，2002；Astill，2002），世界小姐选美大赛 2003 年在中国受到极为热烈的欢迎。比赛在三亚举行，这是中国南方岛屿海南省内的一个度假小镇，位于北京西南大约 2700 英里的地方。为了获得首次在中国举办这个活动的殊荣，三亚市政府向世界小姐组织方提供了大量资金支持。除了政府和私人捐款支付的 480 万美元举办世界小姐大赛的“许可费”，和用于修建“美丽之冠文化中心”的 1200 万美元私人捐款，三亚的政府官员还向大赛保证，将提供一个和平稳定、远离争议的环境（《人民日报》，2003a；2003b）。正如徐和费纳写道，“与在尼日利亚发生的将比赛政治化相反，东亚致力于向世界展示，政治压迫和道德僵化已经被驱逐出文化阵地”（Xu and Feiner，2007：315）。当地政府充满热情地表达了举办世界小姐选美大赛的决心。三亚市长陈辞在一次新闻发布会上说，“这是中国文化发展的一个里程碑……我们的确花了很多钱，但成果是巨大的，它会对城市的未来产生积极影响”

（《人民日报》，2003b）。

2003 年 11 月，中国历史上第一次，第 53 届世界小姐决赛在三亚成功举办，据估计全球电视观众达到了 20 亿——这无疑是任何一个度假胜地所能期望的最好的旅游宣传。“这是一次重大突破。”来自上海《青年报》的米妮·艾说。“以前，我们被邀请去做形象大使的比赛报道，和选美比赛很类似，组织方会不断强调他们的比赛不是选美比赛”（《人民日报》，2003a）。《人民日报》对这次比赛和它带来的“狂欢氛围和变化的社会实践”表示欢迎。BBC 评价说，“和五年后将举办的奥运会一样，中国不仅希望从投资和旅游中获得经济回报，而且作为一个被接受的、成熟的国际社会成员，渴望获得认可和友情”（Luard，2003）。如三亚政府预言和期望的那样，举办世界小姐大赛获得的知名度，让三亚市和海南省成为了大受欢迎的旅游胜地、“东方夏威夷”。据《巴基斯坦时报》报道（*Pakistan Times*，2004），举办第 53 届世界小姐比赛一年后，三亚市长陈辞在一次会议上说，与上一年相比，该市 2004 年的 GDP 增长了 13%，房地产市场也蒸蒸日上。“取得这个进步有很多原因，但世界小姐大赛就是其中之一。”

三亚成功举办世界小姐选美大赛，表示选美比赛已经被中国官方正式认可。2004 年，中国举办了至少六次大型国际选美比赛，包括世界小姐、环球小姐、亚洲小姐、世界旅游小姐、国际旅游小姐和洲际小姐。巨大的利润也促使三亚在 2003—2007 年的五年间，连续举办了四届世界小姐选美大赛。除了一系列国际选美比赛之外，不计其数的区域性和地方性选美比赛、模特比赛、形象大使比赛都在中国举办，使中国近几年成为一个有着为数众多选美比赛的国家。毫无疑问，举办选美比赛的热情受到比赛带来的巨大经济利益的鼓舞。放松对举办选美比赛的控制是一个例子，体现出对个人外表控制的放松以及身体商品化的社会空间的增加。从更广泛的意义上说，对个人身体控制的放松有助于美容产业的发展。女性杂志的激增、时尚和化妆品产业的扩张，以及选美比赛的爆发为整形美容手术在中国的推广铺平了道路。

美关乎经济，但不仅限于经济。"选美比赛是一个政治活动舞台，这对任何人来说都不意外。尤其是世界小姐选美大赛，将比赛当成政治边缘化的疏导管，这种想法非常常见。"（Liang，2007）这句话与徐和费纳的论点相呼应：

> 在长达 40 多年的性压抑和严格的道德标准后，选美比赛可以被官方媒体描绘成女性解放和现代化的象征，而不再是最初被认为的那样，是性压抑和女性压迫的工具。（Xu and Feiner，2007：314）。

从被认为是资产阶级腐朽文化的景象，到被称赞是美容经济的助推器，近年无处不在的选美比赛起到了宣传效果，凸显了成功的经济增长政策。

如果说 2003 年世界小姐选美大赛落户中国，标志着中国对选美比赛态度的转折，那么 23 岁的张梓琳加冕在中国举办的 2007 年世界小姐冠军，则象征着中国"美女外交"的巨大胜利（Liang，2007）。“美女外交”即政府以选美比赛为媒介，推动经济增长、展示国家的“新”形象。在决赛采访中，当被问到为什么应该选她当世界小姐、她获得这个头衔后想做什么时，这相当于说，“我身后有13亿人的支持……如果获胜，我想成为奥运会和世界小姐组织之间的链接”（*Women of China*，2007）。这相当于很聪明地宣告13亿中国人都是她的支持者。中国在五年间举办四次世界小姐选美大赛之后，在距北京奥运会仅半年之遥时，中国小姐终于收获了世界小姐的桂冠。

北京奥运会上“东方美”的展现

美对国家而言重要吗？当然。女性形象常常与国家形象紧密相连；它不仅构建着关于个人文化认同的话语，对国家也是一样。正如对美的追求对个人而言从不只是单纯的审美问题，中国美在国际舞台上的表现也可以被看作是微妙而明确的政治声明。随着中国经济实力不断上升，可以从北京奥运会上中国女性形象的展现，看出中国提升“软实力”的意图。以北京奥运会礼仪小姐的选拔和培训为例，我将讨论国家话语中对女性和女性身体的表述。虽然以下讨论不直接研究整形美容手术的问题，但它可以帮助我们以中国与西方的关系为背景，理解中国女性身体上的象征意义。

2008年8月24日晚，我站在离北京国家体育馆几英里的一扇窗前，看到北京的天空中满是烟花。北京奥运会的闭幕式表演结束了。毫无疑问，壮观的开幕式和闭幕式以及中国在奖牌榜上的胜利，激发了民族自豪感。而且，礼仪小姐的美丽形象也成为一种象征，让世界相信中国已经成为一个现代的、国际化的国家，登上了世界舞台。

2007 年秋天，北京奥组委开始挑选颁发奖牌、升国旗等仪式活动的礼仪人员。当北京奥组委在上海十所大学仅挑选 40 位女生后，媒体报道出的极其严格的挑选标准引起了争议。郭剑烽、范小锋、蔡仁华在上海《新民晚报》上从“眼睛总长度为脸部的十分之三”开始，列出了礼仪候选人的具体标准。标准还规定：

> 两眉与眼间的距离为面部长度的十分之一。鼻子的宽度为面部宽度的十分之一。口的长度等于两瞳孔间的距离。下巴的长度为面部长度的六分之一。（郭剑烽等，2008：A02）

郭剑烽（郭剑烽等，2008）还报道，根据选拔标准，候选人年龄应该在 18 到 24 岁之间，身高 1.68 到 1.78 米，有着“红润而有光泽”的肤色，“柔软的皮肤”，“曲线柔和流畅的双腿”和“丰满而不肥胖臃肿”的体态。这篇报道发布后不久，官方就否认礼仪小姐的选拔标准中有报道所说的对面部特征的严格要求；但是，后来证实的确有这些标准（郭剑烽，2008）。几个月后，一共选拔出了 337 位奥运会预备礼仪小姐，其中包括 297 名从北京数千名候选人中挑选出的年轻女性，以及从上海 1700 多名候选人中选出的 40 人（Ji and Ai，2008）。所有女孩都是由各个行业的专家根据候选者体型和面部特征的具体标准挑选出来的，专家行业包括模特、形体老师、记者、歌手、舞者和运动员。我们不知道这些候选人中有没有“人造美女”。但是，如果她们中有人说自己的确做过整形美容手术，我也不会觉得惊讶。毕竟，选拔标准对面部特征和身体形态的要求明确到“鼻子的宽度为面部宽度的十分之一”和“曲线柔和流畅的双腿”。

当然，除了外表，这些女性还需要有其他品质。流利使用英语的能力也是成为礼仪小姐的一项标准。此外，北京奥组委还强调，候选人要全身心投入艰苦的训练。贝克（Beck，2007）引用了北京奥组委文化活动部主任赵东鸣的话：“光有漂亮的外表不够，她们还需要身体健康，还需要接受专门训练。”从数千名女性中被挑选出来后，这337位奥运会颁奖典礼的预备礼仪小姐被送往北京北部昌平区的一家职业学校，参加严格的“美女训练营”。而且，在中国东部的山东省，也从2000名申请者中选拔出110名女性，作为在那里进行的奥运会帆船比赛的引导员。季少婷、艾福梅（Ji and Ai，2008）报道了为在北京奥运会上展现出东方美，这些礼仪小姐接受了怎样的军事化训练。这些候选人每天从早上6:30到晚上11:30都有严格的时间表，被安排每天早上跑1000米，上课一直上到晚上，课程内容包括形体锻炼、舞蹈、礼仪、仪式流程和基础奥运知识。为了走路姿态优雅，她们要穿着高跟鞋、头顶一本16页的书、双膝间夹着一张纸保持站立，每次至少一小时，如果书或纸掉落或从原本位置滑走，她们就得重新开始。

候选人被训练要完美地微笑，即露出六到八颗牙齿。为了达到这种完美微笑，她们要衔着筷子在镜子前练习几个小时。她们还被教导要对观众有礼貌、尊重观众。这种训练无疑是极为严格艰苦的。季少婷和艾福梅（Ji and Ai，2008）引用了 19 岁的候选人杨旭的话，她说：

那是一份艰苦的工作。我们经常被要求穿着标准的 5 厘米高跟鞋、保持一个好看的站姿一小时以上，就算是空调房，我的 T 恤也会被汗水湿透……有时会看到我们老师拿着一包断掉的高跟鞋去修，说明我们训练有多苦……这是一次机会，准确说一次难得的机会，因为中国渴望举办奥运会已经一百多年了。我想成为其中一分子，丰富经历、提高自己。

虽然训练极为严格，但这些女性下定决心要确保自己有机会参与中国的这一历史性时刻，所以为了达到完美，她们享受训练的“痛苦”。如上所见，杨旭表达了她对能在奥运会上代表中国形象的渴望和自豪。对于在颁奖仪式上通过受过良好教育的、优雅的礼仪小姐来展现中国的美丽面貌，政府官员也表达了他们的信心。北京奥组委文化活动部体育展示和颁奖仪式处副处长王宁说，“带有中国古典气质的年轻女性，她们按照课上所学做的每一个简单动作，都会传达出中国的含蓄美”（Ji and Ai，2008）。北京副市长蔡赴朝在一次志愿者启动仪式上也说，“颁奖仪式作为奥运会的一个必要部分，将是中国奥运会的脸面”（Ji and Ai，2008）。中国官员确保奥运会每一个细节都做到完美的决心，表现得非常清楚。作为一次在全球众多观众面前代表中国的难得机会，2008 年北京奥运会成为了一个大舞台，而美丽的中国女性形象就是这种表现的一部分。正如礼仪小姐李子叶表达道：“我们吃了这么多苦，就是为了在奥运会颁奖仪式上的几分钟内留下一个好印象，因为我们想向世界展示东方女性最美的一面”（Ji and Ai，2008）。

北京奥运会颁奖仪式礼仪小姐的选拔和训练过程只是一个例子，证明美丽的女性形象如何被用来向世界展示一副新面貌——一个美丽、优雅、国际化的中国。这种性别化的体现反映了权力的内在结构、性别的表现、对本土和国际身份的认同，以及民族主义的构想。它向世界作出明确声明，旧的落后的中国已经成为过去，一个新的、现代的、美丽的中国正要在世界伟大民族的队伍中占据一席之地。

结　论

市场似乎控制了个人生活最私密的领域——身体，就在几十年前它还被国家控制着。在消费文化中，身体不仅成为了个人身份的反映，而且也是意识形态竞争的场地。表面上，国家权力在身体领域的运作方式已经改变，但这不一定意味着市场的胜利。与其取代彼此，国家和市场互相交涉、互相影响。虽然中国对举办选美比赛的热情和在奥运会上呈现东方女性最美面貌的决心与整形美容手术并不明确相关，但它为我们提供了一个视角，理解女性外表对国家美容经济和其潜在的政治意义。

在这个过程中，美丽的女性形象参与到了中国现代新面貌的建设中来。2008 年奥运会上中国女性“东方美”的展现，证明了女性的身体形象是传统与现代、中国与西方之间张力的象征。这种重新设计的“东方美”，展示了本土和国际力量如何再创造有关美的话语，使民族现代性在其中得以展现。在下一章中，我将进一步探讨全球化力量对中国审美标准和整形美容实践的影响，以及在审美标准和身体实践方面本土和全球的关系。

4

第四章 全球化和美的形象变迁

第七节　从芭比娃娃到“韩流”

本章将从全球化角度研究西方和韩国对中国审美标准越来越大的影响。全球化指“一个高度联通的世界——其中资本、人、物资、影像和意识形态的迅速流动，将全球越来越多地方都拉进互相连接的网络中”（Inda and Rosaldo，2002：4）。首先我将讨论中国审美理想的变迁，以及哪些整形美容手术在中国女性中最受欢迎。然后，我将以芭比娃娃的销量在中国持续增加为例，探讨在审美标准方面西方对中国越来越大的影响力。最后，基于北京一家中韩合资医院赞助的整形美容真人秀电视节目案例，我将探索中国整形美容市场的发展如何与人口、媒体、资本和技术的跨国流动紧密交织。

简要回顾：审美理想的变迁

在田野调查中，当我问女性为什么要做双眼皮手术时，她们一般都会给出“双眼皮能让我的眼睛显得更大更漂亮”这样的典型回答。当我接着问为什么觉得大眼睛漂亮，她们中一些人会困惑地盯着我。就像陈静，一位做过双眼皮手术的23岁学生说道：“这是普遍看法！大眼睛总被认为是美的，这是一个女人漂不漂亮的基准。大眼睛难道不美吗？”

人们通常认为美有一个普遍标准，但实际上没有能跨越时间和地域的统一的审美标准。如埃特考夫所认为的那样（Etcoff, 2000），世界各地的人们对某些身体特征的偏好可能是在基因上就基本固定的，比如与青春和生殖能力证明有关的方面。但是当我们更仔细地分析美，会发现一个社会中认为美的东西在其他社会可能不受欢迎，一个时期认为有吸引力的东西也可能随着时间变化。让我们通过比较几位不同时代的中国美女，快速回顾一下中国审美理想的变迁。

今天人们通常认为苗条是女性美的一个普遍标准。但是在唐代（618—907），拥有宽阔前额和圆形脸蛋的丰满女性才被认为是最美的。比如，周昉是唐代最具影响力的画家之一，他的《簪花仕女图》中所描绘的仕女有着圆形白皙脸蛋、扁平鼻、樱桃小口、小眼睛和丰满的身材。

我读《中国美容美学》（张晓梅、刘进，2002）这本书时，为中国审美标准发生的变化感到吃惊。在各种美女图中，有拥有各种各样身体特征的中国女性形象，从唐代（618—907）的丰满女性肖像，到宋代（960—1279）的优雅画像，再到明代（1368—1644）和清代（1644—1911）刻画的娇柔瘦弱型。这些画作可以说描绘了它们被创作的时代的理想美，其中的巨大差异反映了不同时代对女性美看法的转变。一个著名的中国成语很好地证明了理想中国美女的标准变迁：环肥燕瘦。杨玉环（719—756）可能是中国历史上最“丰满”的美女，而赵飞燕（公元前32年—公元前1年）则因其苗条轻盈的身材，经常被当作中国历史上另外一种美的典范来与杨玉环对比。这两种审美理想在身体特征方面完全相反，然而两位女性在她们的时代都被认为是无与伦比的美人。

我们没有必要回到古代帝制中国去研究不同的审美标准，中国审美理想的变迁在当代中国的流行审美偶像中就有迹可循。如果把20世纪30年代上海“电影皇后”胡蝶与被认为是当今中国最美女演员之一的范冰冰的照片进行比较，很容易看出审美标准发生的变化：从五官扁平到棱角分明、从圆脸到修长脸型、从丹凤眼到大而富有表现力的眼睛。

以上讨论只是对众多中国美女管中窥豹的一瞥，但它清楚地证明审美理想随着历史变迁发生了改变。当大眼睛、高鼻子、小脸和有棱角的面部特征被认为是好看的身体特征时，比如当下，双眼皮手术、隆鼻术和脸部轮廓重塑手术在中国流行起来也不足为奇。

哪些整形美容手术在中国最受欢迎呢？目前还没有全国性的统计数据，但是我们可以从一些调查中对这个问题有所了解。零点研究咨询集团开展了一个关于人们想要通过整形美容改善哪些身体部位的多阶段随机抽样调查，在2007年1月对1553名来自上海、天津和深圳，年龄在18岁—55岁之间的男女进行了民意调查。结果显示，调查对象最经常寻求改善的五个身体部位是眼睛（29.8%）、脸型（29.3%）、鼻子（23.9%）、腰腹（17.5%）和双腿（15.3%）。女性调查对象中，32.9%想要改善脸型，眼睑改进则以29.1%的比例排名最想做的手术第二位。更具体地说，鹅蛋脸和双眼皮是这些女性最希望拥有的。腰腹抽脂术以20.1%排名第三，随后是占比19%的腿部抽脂术，隆鼻手术排名第五，为 18.7%。男性方面，调查显示 44.8% 的人想让鼻子挺直、看起来更阳刚；另外，32.7% 愿意考虑双眼皮手术，选择牙齿整形和脸部轮廓重塑的分别为 20.7% 和 15.6%。调查发现，与女性相比男性对肥胖没有那么在意，只有 7.5% 会考虑腰腹抽脂术。

在一家上海市场咨询公司 2005 年 1 月（新秦调查，2006）针对 4733 名调查对象开展的另一个调查中，人们想要改善的五大身体部位分别是牙齿（23.6%）、脸型（18.9%）、眼睛（13.6%）、身体脂肪（12.4%）和鼻子（11.1%）。除了这类针对可能做也可能不做整形美容的人进行的调查，一些整形美容医院提供的数据也证实脸部手术的确很受欢迎，尤其是眼睑整容和鼻子整形等。据中国医学科学院整形外科医院主治外科医生陈焕然说，最受欢迎的五种手术是双眼皮手术、隆鼻术、眼袋去除、下颌线重塑术和腹部抽脂术（陈焕然，2004：83）。

虽然没有精确的全国性数据可用，但我们有理由认为，在中国想做脸部手术的人总体来说比身体手术更多。这一现象与美国的情况相反，他们更强调身材。根据美国美容整形外科学会（ASAPS，2009）数据，2008 年的五大整形美容手术是隆胸术（355671 例）、抽脂术（341144 例）、眼睑整容术（195104 例）、鼻整形术（152434 例）和腹部去脂术（147392 例）。正如这些数据显示，在美国最受欢迎的几项手术主要是针对身材而不是面部特征。

随着双眼皮、隆鼻、下颌线重塑等面部手术在当今中国的普及，出现了一个问题：如果平坦的面部特征在过去被认为是美丽的，至少在某些时间，如20世纪20和20世纪30年代是美丽的，那么为什么中国女性现在却沉迷于大眼睛、高鼻梁和棱角分明的面部特征？

西方审美理想的霸权扩张：以芭比为例

自从中国改革开放以来，随着西方电影、流行文化和时尚美容产业的流入，中国的审美标准一直深受西方美女形象的影响。在中国的电影、电视节目、时尚杂志、广告甚至玩偶中都能轻易发现流行的西方美女形象。比如，通过美国时尚和美的象征——美泰芭比娃娃的全球销量，我们可以观察西方审美标准在全球的传播。现在，我们来看一下芭比在中国的销售。

2009年4月1日，我和两位朋友去西单购物，这是北京最时髦的地区之一。在西单最新最大的商场大悦城入口处，一些绚丽的巨型广告牌立刻吸引了我的注意。一块亮粉色的广告牌上，一个细腰、蓝眼、金发、白皮肤的梦幻女孩正在对我微笑。广告牌上这样写着：

她是你童年的伙伴；
她是时尚产业的宠儿；
她是完美女人的代表，
她的传奇永不消逝。
生日快乐：她50岁啦！

当然，这个完美女人就是芭比，于1959年3月9日问世，她是全球最受欢迎的娃娃。中国加入了芭比50周年的全球庆祝，考虑到这座新的13层大商场里有全世界最长的扶梯（从一楼直通六楼）、中国最大的数字影院和北京最大的化妆品商店，会在这里庆祝芭比的50周岁生日也不足为奇。看着这些魅力四射的芭比图像，我不禁想起了中国发生的飞速变化。

我是一个在20世纪70年代长大的小孩，那时的中国仍旧与西方世界隔离，我甚至连芭比是什么都不知道。我倒是有一个娃娃，当时一般叫"洋娃娃"。事实上，这是我整个童年有过的唯一一个娃娃。生活在中国物资匮乏的20世纪70年代，即便是这个"洋娃娃"也是很稀有的玩具。实际上，我生活的地方没有这样的玩具卖。我妈妈的同事去上海——中国的商业中心时，给我买了这个洋娃娃，当时，收到一份这样珍贵的礼物太特别了。自从有了洋娃娃，我在朋友中就变得受欢迎起来。在30多年后的今天，中国的情况当然不一样了。

中国女孩，尤其是21世纪头十年长大的一代，童年时期有几个甚至十几个芭比娃娃非常常见。比如，我5岁的侄女一共有13个芭比或类似芭比的娃娃当玩具。在某种程度上，芭比是她最好的朋友。不管去哪里，她都会带着最喜欢的芭比娃娃。无论父母什么时候带她去玩具店，她都会抓起一个芭比娃娃不放手，还会为她喜爱的娃娃挑芭比主题的裙子、牛仔裤和首饰。诚然，和我的"洋娃娃"是个小女婴不同，我侄女的芭比娃娃是有着成人面孔的时尚和美的象征，她们有着完美的或者准确说不可能实现的理想身体：沙漏型身材，腰部细到极致，双腿修长，胸围很大。当然，一个中国女孩玩芭比娃娃并不意味着她会自动崇拜西方的审美理想。但是，有芭比这个最好的朋友，中国小女孩可能会将芭比的特征内化为美的标准，并且在未来渴望拥有这些特征。

芭比娃娃因为对女性美不切实际的刻画而受到批评，认为它在美国年轻女性中引起了身体焦虑、自我厌弃和饮食障碍（Urla and Swedlund，1995：298）。乌尔拉和斯韦德隆德运用人体测量学的方法对1959年以来生产的一系列芭比娃娃进行了测量，认为芭比描绘了一种极端的女性身材理想，“表现了一种不可能实现的虚构的女性特征”（Urla and Swedlund，1995：298）。诺顿、奥尔兹、奥利弗和丹克（Norton et al.，1996）开展的另一个芭比娃娃人体测量研究也证实了这一说法，他们研究发现，在现实中要找到一个和芭比身体比例相同的女人，可能性不到十万分之一。芬兰赫尔辛基大学中心医院的研究者发现，如果芭比有生命，她会缺少女性行经所需的17%—22%的身体脂肪（Winterman，2009）。上述研究说明，芭比的身材不仅极为罕见，而且是不健康的。对于有血有肉的真实女性来说，芭比的体型是无法实现也无法维持的。

乌尔拉和斯韦德隆德认为，芭比身材把真实女性的身体构建为异常形态，并让一种不可能实现的美的标准永久流传：

如我们和很多其他批评家所观察到的那样，芭比是一种不可能的理想，但出乎意料地也是一种已经被正常化的理想。在一个如我们所处的痴迷青春的社会，芭比不仅是年轻女性的理想，对所有觉得漂亮就是指皮包骨、胸部丰满、皮肤白皙、看起来像20岁的女性，它都是一种理想。正是这种要求人永不衰老、保持苗条的文化规则，引导女性对自己的身体产生歪曲认知、接受痛苦的整形美容手术、用离谱的节食方法惩罚自己。简而言之，芭比的理想让正常女性的身体显得不完美到无可救药。（Urla and Swedlund，1995：305）

他们认为，接触芭比和其他流行的“理想”美的形象，使女性不断地审视自己的身体。脑海中想着芭比一样的身体，有些女性为了实现这种理想，采用医学和手术方法对身体进行干预。从这个意义上说，身体已逐渐被视为一种波尔多所说的“文化塑料”（Bordo，1993：246），可塑造、可替换，并且可以根据性别化的审美标准进行重建。乌尔拉和斯韦德隆德对芭比的研究为我们提供了一个有趣的视角，由此探讨芭比娃娃销量的成功与在它影响下女性的身体认知和美容实践之间的关系。

因为对这个全球最著名的时尚和美丽的象征以及它在中国的广受欢迎感到好奇，2009年5月芭比50周年活动同期，北京举办珍藏版芭比娃娃巡展时，我决定前去观看。那是展览的最后一天，有很多观众：各种各样的人，其中大多数是小女孩，还有她们的母亲和20多岁的年轻人。在展厅内，陈列了大约2100个出自139个限量系列的芭比娃娃。

看着从最初穿着黑白泳装到身着全球知名设计师王薇薇最新设计的梦幻婚纱的芭比娃娃，我明白从50年前出道以来，芭比的确已经从一个简单的娃娃发展成了美国时尚和美丽的象征。而且，除了传统的金发芭比，现在还有很多不同种族版本的芭比娃娃，比如展览上的美国黑人芭比、西班牙芭比和亚洲芭比。芭比在世界各地获得了多重国家身份，比如西班牙芭比、牙买加芭比、马来西亚芭比、日本芭比、中国芭比等等。但是，我惊奇地发现，尽管有着不同肤色，这些种族版的芭比并没有体现种族特色。比如，展览上有三个中国芭比，一个在裙子外套着粉色菊花印花长袍，一个是女皇芭比，穿着印有两条龙的清代服装，还有一个穿着金色旗袍，她们的外貌都与其他芭比娃娃类似。虽然在头发和肤色上有微妙差别，还有着特色丹凤眼，但她们看起来和其他芭比完全一样：相同的身体尺寸和体型。据我观察，相比肤色和其他身体特征，对芭比娃娃的区分更有赖于服装。

我在展览所见与乌尔拉和斯韦德隆德的观点相符：虽然芭比和她的朋友们种族多样化不断增加，但是在大肆吹嘘的芭比娃娃“进步的”种族差异之下，掩盖的是千篇一律。

这种多样性并没有终结主流的英美审美规范和身体形象。恰恰相反，当把这些娃娃排成一行的时候，它们看起来几乎一样。文化差异被降低到肤色和服装上的表面变化，后者还可以随意交换。就像与之同期的时装模特的种族多元化一样，“差异”明显被换成了千篇一律，种族特点被驯化，转而遵从有限范围的女性美的标准。（Urla and Swedlund，1995：284）

正如我在展览中所见，不管是代表“白种人”、“黑人”还是“黄种人”，不管是穿着泳装、迷你裙、背心、夜礼服、牛仔裤、婚纱、毛皮饰边外套还是各种民族服装，不管被描绘成电影明星、模特、医生、宇航员、企业家、警察、运动员还是军官，甚至是联合国儿童基金会大使，芭比和她的朋友们始终有着共同点：她著名的沙漏身材，苗条的腰部、修长的双腿、丰满的胸部、细长的脖子和大大的眼睛。

芭比不只是个娃娃。作为一个从未退出潮流的时尚偶像，一个始终鲜活、年轻、娇美、拥有无可企及的沙漏身材的美的象征，芭比是世界上最有名最成功的娃娃，她代表着享乐主义的消费文化和西方女性美的理想版本。芭比娃娃以每秒两个的速度在全球150多个国家出售（Conniew，2002），因此的确在全世界范围传播了享乐主义消费文化和西方审美理想的霸权。而且，虽然芭比的多重种族身份看似代表了文化和美的多样性，但其根本特点却是同一性而非多样性。实际上，中国市场上的大多数芭比娃娃都有着金色头发和蓝色的大眼睛。

如果说芭比代表着美国人对非现实女性美的终极幻想，即一个长腿、金发、大胸、细腰的女人，那么伴随着它巨大的全球销量，这个幻想如今已经遍布了全球，尤其是中国。张萍报道（张萍，2009），虽然芭比娃娃七年前才在中国销售，现在已经在全国两百多个城市有售；更引人注意的是，2008年芭比的全球销量虽然下降，但在中国却持续上升。根据2009年2月2日公布的美泰公司经济数据，2008年芭比品牌的全球销量与上一年相比下降9%，第四季度的全球销量下降21%（Mattel，

2008）。相反，即使在经济危机扫荡全球之后，2008 年芭比在中国大城市的销售量依然在上升（张萍，2009）。

中国市场利润空间如此之大，因而美泰这家全球最好的玩具公司兼芭比生产商于 2009 年 3 月 6 日，在上海开设了史上第一家芭比旗舰店。理查德·迪克逊，一位负责芭比品牌的高级副总裁，说之所以选择在中国开第一家旗舰店，是因为它庞大的人口和巨大的市场利润（Chan，2009）。迪克逊还说，另外一个吸引他们的地方是芭比在中国新兴富裕城市地区的潜在吸引力。目标消费者不仅仅是年轻女孩，还有她们的母亲（Chan，2009）。当然，这家总面积 3500 平米、共有 6 层的上海芭比旗舰店出售的不只是娃娃。浏览旗舰店的官网，我们可以看到商店分成几个不同的特色区域，包括一个芭比主题购物区、一个设计工作室、一个时尚舞台和滑道、一个摄影区、一家咖啡馆和一个温泉美容中心。除了芭比娃娃，这家商店销售的产品囊括所有你能想象到的芭比主题的东西，比如服装、配饰、珠宝、书、糖果，甚至还有美容治疗。一位报道商店开业的记者这样评价它的美容服务：

楼下有芭比温泉，为女性提供体验“塑料光面”的面部护理（380 元，38 英镑）或“芭比胸部紧致”护理（也是 380 元，38 英镑）的机会。我想，与其试图与整容加工后的名人相似，为什么不直击本源呢。（Moore，2009）

显然，这家商店提供的是“美”的整体。美泰瞄准的不仅是小女孩，还有青少年、20 多岁的女性乃至她们的母亲。他们的目标不只是把娃娃卖给年轻女孩，而是向全球经济增速最快的国家的富裕女性介绍一种生活方式。

开设芭比旗舰店原本是为了吸引中国最时尚的城市——上海的顾客。然而，在隆重开业仅仅两年之后，芭比上海旗舰店在 2011 年 3 月 7 日突然关闭。美泰公司的一位发言人说，芭比上海旗舰店在过去的两年里完成了在中国市场推广芭比品牌的使命，关闭是因为公司的战略转变（Pierson, 2011）。尽管如此，一些分析人士说，这个旗舰店的投资是失败的，因为它没有适应当地市场：美泰几乎没有关注当地消费者的喜好。英国《金融时报》引用了一位分析师的话，说芭比没有迎合当地消费者，比起性感的芭比，他们更喜欢“凯蒂猫”（Kitty Cat）。中国市场研究集团总经理雷小山（Shaun Rein）说，“在芭比的案例中，他们选择了错误的地点（开设旗舰店）。当年轻的中国女性更倾向于凯蒂猫这类设计时，他们提供的是电影《欲望都市》的造型师帕翠莎・菲尔德设计的性感服装”（Anderlini，2011）。

虽然芭比在上海的旗舰店没有大获成功，但可以肯定的是她不会离开中国。商店的网站上，一个芭比说“我去中国旅游啦”，并解释该品牌正在进行一次“芭比粉红巴士之旅”。美泰说关闭这个概念店是一次战略上的转变，公司将继续增加对中国的投资，芭比娃娃将在中国的百货商店等 1000 多个零售点继续出售。中国被证明是一个庞大且快速增长的消费市场，而美泰毫无疑问将继续尝试通过不同的策略来开发这个市场。

芭比娃娃在中国销量的大幅增加是一个信号，说明中国在经济上和文化上都已经融入国际市场。商品常常会传达文化价值和态度，当越来越多的芭比娃娃被当作理想美的象征送给中国女孩，这个小娃娃的力量不应该被低估。作为理想西方美的象征，芭比的形象影响着中国人对理想美的认知。尽管如此，芭比上海旗舰店的失败也说明，芭比的经典西方美无法轻而易举在中国扎根。中国父母的确更倾向于喜欢可爱的少女风格，而不是性感风。这也从某种程度上说明，中国女性没有盲目地接受和模仿芭比标志性的西方美，审美标准的全球化不仅仅是西方化的问题。

随着无所不在的全球消费文化的盛行，中国女性对美的渴望被美容产品和医疗服务所捕获，它们在各种各样的广告中承诺，能将女性的美梦和幻想转化为现实。然而，虽然当今中国的理想审美和美容实践活跃在一个深受西方理念影响的环境中，但我们应该注意到，正如芭比的案例所显示的那样，中国女性对西方美的看法具有复杂性；同时，我们还应该认识到来自非西方社会的影响，这也是下文要讨论的。

真人秀、《灰姑娘与天鹅》以及韩流

我童年时期最喜欢的故事之一，是格林兄弟童话中的“灰姑娘”[1]。我一直记得，为了穿进灰姑娘小巧的水晶鞋，故事中邪恶的继姐妹甚至剪掉了一部分脚趾头和脚后跟，但是只有灰姑娘能够穿得上“魔法鞋”，从厨房女仆变成一个漂亮女孩，找到她的白马王子，从此过上幸福的生活。魔法水晶鞋可能只存在于童话故事中，但今天我们的实际生活中却有“魔法刀”。灰姑娘般的故事不再只是童话，通过整形美容，从“丑小鸭”变成“美丽天鹅”的真实故事已经发生，并且登上了电视屏幕。

在美国，ABC（美国广播公司）2002年的《终极改造》（*Extreme Makeover*）开启了整形美容手术专题电视节目的潮流。不久后，MTV（全球音乐电视台）在2004年启动了《我想要张明星脸》（*I Want a Famous Face*），Fox（福克斯）播出了《天鹅》（*The Swan*）。这些节目说明，大众媒体欣然接受并参与到这类电视节目的制作中来。节目中医生和专家团队通过整形美容手术和生活方式的转变让普通人改头换面，它们推动了整形美容手术在美国的社会正常化。

整形美容手术电视真人秀不再只是一个美国现象。中国观众也看到了国产的真人秀节目，节目承诺将不怎么漂亮的女性变成美丽的中国“灰姑娘”。我以前从未将灰姑娘的故事和整形美容手术联系在一起过，直到2006年郝璐璐告诉我她在主持一档名叫《灰姑娘与天鹅》的电视节目。那是一个真人秀，展示的是一些相貌平平的女性在多次整形美容手术的帮助下，从“丑小鸭”变为“美丽的天鹅”的过程。的确，对一档整形美容手术电视真人秀来说，《灰姑娘与天鹅》是个完美的名字，暗含灰姑娘从厨房女佣到公主和从丑小鸭到天鹅的前后转变。

《灰姑娘与天鹅》主要是在山东省制作播放，但2006年10月8名决赛选手在北京接受手术时，我有机会观察到节目制作的某些环节。在郝璐璐的帮助下，我与决赛选手、整形美容医生和节目组成员进行了交谈。接下来，我将从全球化的角度来讨论这个节目。这个节目受到了美国整形美容电视真人秀的哪些影响？为什么会有一家韩国医院参与节目？从更广泛的意义上说，中国整形美容市场的发展如何被卷入媒体、资本和手术技术的国际流动？

第一次知道《灰姑娘与天鹅》时，我意识到这档节目和一些美国同类节目很相似，尤其是Fox的《天鹅》。我问节目助理制片人蔡女士，《灰姑娘与天鹅》是否受到这些美国节目的影响。她说：

我们肯定做了一些研究，看了一些美国的整形美容电视真人秀，比如《天鹅》和《终极改造》，但我们在自己的节目中也做了一些改变。事实上，近几年中国受欢迎的真人秀大多数都从美国真人秀上学习了很多。比如说你知道的，最受欢迎的中国电视真人秀《超级女声》，其实就是中国版的《美国偶像》。

就像蔡女士指出的，包括电视节目在内的美国娱乐业对其中国同行产生了重要影响。近几年在中国荧屏上，不难找到美国真人秀的直接翻版。除了湖南卫视制作的《超级女声》，我们还能找到其他中国版的Fox《美国偶像》，比如湖南卫视的《快乐男声》和上海东方卫视的《加油！好男儿》。其他受欢迎的美国真人秀节目在中国也有仿制品，比如ABC《与星共舞》的中国版名为《舞林大会》，由上海东方卫视制作，美国全国广播公司（NBC）的《飞黄腾达》中国版名为《赢在中国》，由中国中央电视台制作。

《灰姑娘与天鹅》不是中国唯一一个整形美容真人秀。2006年,《灰姑娘与天鹅》播出的同年，湖北电视台播放了另外一档整形美容真人秀《看我72变》。一年前的2005年，湖南广播电视台经济频道制作了中国第一档整形美容电视真人秀《天使爱美丽》，已经有很多观众收看了节目。虽然这些节目由不同的电视台制作，但是在节目走向和内容方面都与Fox的《天鹅》相似：不同的女性接受多种整形美容手术，在选美比赛中互相竞争，争夺“天鹅”的称号。美国刊物《整形美容时讯》这样介绍Fox的《天鹅》：

在真人秀《天鹅》中，16个女人在整形美容医生、一位美容牙科医生、一位皮肤科医生、一位健身教练、一位激光眼科医生、发型师和化妆师、理疗师和一位生活教练的帮助下，在3个月中被打造成“美丽的天鹅”。所有费用都由节目组承担，该节目可在Fox有线电视网上观看。

每一集有两位女性参赛者通过手术和锻炼视频被介绍给观众。她们生活在没有镜子的房间，这样直到在电视上公开面目之前，她们都看不到最终结果。每一集末尾，会从两位参赛者中挑选出一位，进入争夺“最美天鹅”的选美比赛。（*Cosmetic Surgery Times*，2004）

《灰姑娘与天鹅》由山东齐鲁电视台制作，新浪网和《中国美容时尚新闻》联合举办，两位联合举办方中，前者是中国领先的门户网站，后者是中国著名的美容时尚报纸。电视节目由S医院赞助，它是北京一家中韩合资企业。2006年4月，节目在济南、临沂、青岛和北京启动海选，共有一千多人参加。历时4个月的海选挑选出了16名女性，但只有8个人将会接受免费手术。为竞争这8个名额，16名女性按要求在电视上讲述自己的故事和梦想，争取观众的支持。

2006年9月16日，电视观众通过手机短信投票选出了8名优胜者。10月，这8位年龄从19岁到53岁不等的女性前往北京，在S医院接受整形美容手术，手术过程将被记录下来并在电视上播放。手术后，这8位女性参加了健身、瑜伽训练、礼仪和化妆课，并接受了心理咨询。2007年1月25日，6位从八强淘汰赛晋级的决赛选手在选美比赛中互相竞争，角逐最终奖项。21岁的模特朱荣轩通过垫下巴和下颌骨去除术矫正了“方脸”，最后被授予“天鹅”的称号。

《灰姑娘与天鹅》和其他中国整形美容真人秀都是由整形美容医院或诊所赞助，他们希望借此展示整形美容手术足以改变一个女人一生的“魔力”，当然也是把电视节目当作一种宣传手段。有趣的是，在《灰姑娘与天鹅》中，在节目上做宣传的是中韩合资的北京S医院。看到中国包括整形美容手术在内的庞大医疗市场，一些大型跨国公司试图在这个数十亿美元的产业中分一杯羹。S医院2004年3月在北京成立，由韩国第三大跨国公司SK集团控股。它是中国第一家合资医院，由福布斯世界500强之一的企业投资。SK集团投资了2900万美元（Liu, 2004），握有70%的股权；剩余股份由中国卫生部国际交流与合作中心和福州一家国内企业持有[2]。

虽然医院也提供眼科和牙科治疗，但主要针对的是中国庞大的整形美容市场。蓝心真（Lan，2004）引用了北京S医院执行总裁的话，他说："因为我们擅长整形外科和美容术，所以会发挥这一优势，邀请韩国知名企业和专家来医院。"蓝心真（Lan，2004）还报道，SK中国公司执行总裁兼北京S医院院长谢成告诉《北京评论》，月薪20000元在中国是相对较高的收入，通过瞄准月收入20000元以上的人群，医院预计整形美容手术和相关服务将成为最大卖点。考虑到这个背景，就可以理解为什么S医院会赞助《灰姑娘与天鹅》电视真人秀，为8位优胜选手提供免费整形美容手术。这对节目和医院来说的确是双赢战略：节目利用S医院的名声来吸引参赛者和观众，而后者得到了极大的宣传。

医院位于北京一个高档居民区，虽然外观单调，但里面的环境与常常有刺鼻气味和恼人噪音的公立医院完全不同。配备着安逸的休息厅、轻柔的音乐和大电视屏幕，令人放松的环境让医院看起来更像是舒适的酒店而不是医疗机构。针对需要过夜的病人，医院提供配有电视机、衣柜、沙发、内部通话系统、独立盥洗室和冰箱的套间。

作为一家韩资控股的医院，S医院充分发挥优势，聘请了一些韩国美容专家和整形医生。当然，想在这家舒适的医院接受韩国医生做的手术并享受VIP套房服务，需要支付相当的价格。比如，北京大多数中国整形美容医院和诊所抽脂术的收费通常是一次1500元到2000元，而在S医院，一次要花费15000元。对于那些不在乎价格的中国消费者而言，付给韩国医生的高额费用，被看作是他们为改善外貌和个人前景而进行的一项值得的投资。尽管价格高，但仍有惊人的需求量。郭怡广（Kaiser Kuo，2005）引用了这家机构的董事长的话："我们决定建这家医院的时候，就意识到韩流的存在……但直到真正开业，我们才知道它的影响到底有多大。"

"韩流"这个词被中国和西方媒体用来形容韩国流行文化在全世界的大受欢迎，尤其是电视剧、音乐、电影和时尚产业。在过去十年里，随着韩流冲击中国，韩国明星的穿衣风格、发型、服装、化妆风格以及他们的外貌也被带到中国。对很多中国人而言，韩国也以亚洲整形美容中心而著称。中国网站上有很多广为流传的谣言，报道某些韩国电影和电视明星做过整形美容手术。韩国明星和演员受到很多熟悉韩国流行文化的中国人喜爱。

据报道，2005 年 9 月 1 日《大长今》[3] 在中国的湖南电视台播出后，中国女性开始涌向整形美容诊所和医院，带着电视剧主演李英爱的照片，要求医生把她们变成她的样子（*Chosun Ilbo*，2005a）。随着韩国流行文化的广泛传播，很多中国女性前往 S 医院和北京其他聘有韩国医生的整形美容医院和诊所做手术。S 医院主治外科医生黄医生是北京著名的韩国整形外科医生，《灰姑娘与天鹅》8 位优胜者的整形美容手术大多数都由他执行。在走访医院时，我有机会与他用英文夹杂着中文进行交流，谈到韩流对中国女性在整形美容手术选择上的影响。黄医生说：

我在韩国的时候，从来没想过韩流对中国会有这么大的影响。来到北京之后，我意识到中国人更喜欢找韩国医生做手术。

很多女性带着韩国明星的照片来到医院，说“我想要和李英爱一样的眼睛”，“我想要和宋慧乔一样的嘴巴”，“我想要和金喜善一样的脸”（均为韩国明星）。

就像《朝鲜日报》（*Chosun Ilbo*，2005b）报道的那样，越来越多的中国女性为了做整形美容手术专门去韩国。英国《电讯报》报道，一群去韩国做整形美容手术的中国女性在回国途中，因为新面貌与护照照片不符，让移民官员十分困惑（*The Telegraph*，2009）。实际上，韩流不仅席卷了中国，还有其他亚洲国家，亚洲地区的女性正成群结队前往韩国改造自己的脸部。通过韩流，韩国的审美观念在地区内得到普及，针对这个现象，费尔克拉夫（Fairclough，2005）说：

韩国明星的广受欢迎，正在整个地区内建立韩国民族特征作为审美标准的地位。一些社会学家看到了这股狂热中的潜台词：亚洲人对于在大部分国际媒体上占据了主导地位的白种人美貌形象的反抗。

费尔克拉夫提出了一个重要问题：对审美标准国际化与韩流的关系的文化解读。然而，虽然有些人认为韩国流行文化在亚洲的普及象征着对审美标准的西方霸权的反抗，但另外一些人则认为它是向西方审美霸权屈服的标志。正如费尔克拉夫（Fairclough，2005）进一步陈述：

批评家还断言，韩国人相貌吸引很多其他亚洲人的地方，正是那些让他们看起来更像西方人的特征。韩国人因为与曾经统治中亚大草原的蒙古人有血统关系，与其他亚洲人相比往往鼻子更突出、肤色更浅。从生理特征说，韩国的理想美是相对较小的椭圆形脸、高鼻梁和有着西式双眼皮的大眼睛。很多东北亚人都是单眼皮，并且有被称为内眦赘皮的皮肤皱襞，会让他们的眼睛显得更小。

我们如何解释这些观点之间的矛盾？如何解释中国和其他亚洲女性对大眼睛、高鼻梁和丰满乳房的痴迷——这些似乎是典型的白人特征？虽然审美标准的全球化确实涉及亚洲国家审美理想的西方化，但它比单纯的西方化或同质化问题要更复杂。下一章中我们将回到这个问题。

结　论

自上世纪 80 年代中国登上全球舞台以来，随着西方消费品、电影、电视节目和美容产品的蜂拥而至，全球化也为中国女性带来了西方女性的形象。通过芭比娃娃的案例，可以看到西方消费思想的全球传播和理想西方美的深远影响。芭比娃娃在中国销量的快速增长说明，全球资本市场市场带给中国的不仅是西方商品，还有西方女性美的终极幻想。看着中国女孩手中的芭比娃娃，我们可以感受到全球化是如何影响中国女孩和女人的审美理想的。然而，芭比上海旗舰店的失败也表明，中国妇女对经典西方美的看法有待进一步探索。

因达和罗萨多认为“全球文化碰撞不仅发生在核心和边缘之间，也在非西方世界内部”（Inda and Rosaldo，2002：25）。因此，注意到亚洲国家比如韩国对中国人审美认知和实践的影响，这一点很重要。近几年，韩国电视剧和流行音乐在中国已经非常流行。韩流在中国的影响表明，全球文化碰撞的确也发生在非西方世界内部。

改革开放后，中国迅速崛起的整形美容市场被卷入了全球消费文化的范畴和资本的跨国流动，中国的庞大市场已成为国际企业的目标。北京 S 医院的成立，展示了韩国第三大跨国公司抓住中国整形美容市场巨大潜在利益的决心。面对国内的市场饱和，一些韩国美容公司已经开始把中国视为未来扩张的阵地。在中国大城市设立美容诊所甚至医院的韩国医疗机构和公司，从中国的巨大需求中获得了利益。中国女性对美的热望，和这些跨国公司对利益的渴求，通过整形美容手术被雕刻进女性的血肉中。

在中国整形美容电视真人秀《灰姑娘与天鹅》中，当美国电视文化、韩国医生的手术刀和中国女性的身体汇聚到一起，全球化的复杂性被淋漓尽致地展现出来。这个节目展示了中国女性对整形美容手术的选择与全球化进程——人口、资本、影像、意识形态和医学科技的跨国流动之间的关系。下一章中，我将讨论中国女性对双眼皮和白皮肤的偏爱，以及她们为追求这些特征所做的整形美容手术。

第八节　本土的和国际的

在评论中国日益流行的整形美容手术时，赫苏斯（Jesús，2005）写道："我们已经经历了制造、销售和经济的全球化。现在，尤其是在中国，我们即将经历美的全球化：一张脸适合所有人。"毫无疑问，全球化将整个世界整合成一个大市场，的确渗透了民族国家的经济和社会文化边界。中国女性已经在通过医学美容治疗和整形美容手术追求"白种人特征"如双眼皮、突出的五官、浅色皮肤，然而一张脸真的适合所有人吗？换句话说，中国女性对这些"白种人特征"的明显偏好，是她们遵从西方审美理想的证明吗？我对此表示怀疑。我认为，我们应该进一步挖掘这些"白种人特征"在当地环境中的含义，从而探索在一个全球化的时代，审美认知与实践的混杂本质。

上一章中，在考察西方消费文化和韩国流行文化对中国的影响时，我论述了在审美理想和实践方面全球化的多重方向。本章中，我将聚焦于中国女性对双眼皮和白皮肤的偏爱，讨论这些"白种人特征"如何在中国的历史和社会背景下呈现出不同的含义。此外，我还将探讨全球化进程如何提高了本土文化的意识，激发了中国人对中国美东方特质的感情。

双眼皮手术的迷思

如前文所述，关于眼睛和眼睑的形状，单眼皮和杏仁状小眼睛在古代中国被认为是美丽的。然而在如今的中国，双眼皮和大大的圆眼睛已成为美的基准。单眼皮是指没有折痕的眼睑，相反，双眼皮则是指眼睛睁开时上方有明显的褶皱。有些天生单眼皮的中国女性使用双眼皮胶水或双眼皮贴，临时制造出双眼皮的形状，另外一些人则选择做整形美容手术，永久性地在眼睑上留下一道深深的折痕。

双眼皮眼睑整容术或亚洲眼睑整容术，俗称双眼皮手术，它创造出一个眼睑折痕，将眼睑清楚地分成两部分。双眼皮一般会使眼睛显得稍大一些、圆一些。在用于制造上睑折痕的技术中，缝合技术和切口技术是两种主要类型。缝合法用缝合针和手术线把缝合的结头埋到眼睑皮肤里，从而将真皮层和上睑提肌腱膜或睑板黏合到一起。切口法则是通过一个小切口去除部分提肌皮下脂肪（赵振民，2006：53；周孝麟，2004：75—76）。

双眼皮手术已经成为中国最受欢迎的整形美容手术之一。由于亚洲大约一半人口上眼睑天生没有折痕，双眼皮手术在中国人和其他亚洲人中广受欢迎，包括日本人、韩国人、越南人、新加坡人和亚裔美国人（Gilman，1999：98—110）。中华整形外科学会前主席宋儒耀曾表示，“改变眼睑是北京整形外科研究所最受欢迎的整形美容手术”（Gilman，1999：106）。作为东亚女性最普遍寻求的整形美容手术之一，双眼皮手术常被视为亚洲国家审美标准西方化的标志（Gilman，1999：102—9；

Kuperberg，2003）。吉尔曼指出，早在1896年，美甘光太郎就将一种无切口双眼皮手术引进了日本，“模仿……西方人的眼睛”（Gilman，1999：100）。他还说，与美国其他亚裔移民群体一样，韩裔美国人给他们十几岁的孩子做眼睑手术，“为了让他们的眼睛看起来‘更像美国人’”（Gilman，1999：109）。

亚洲女性选择双眼皮手术是为了让自己看起来更像西方人，这种观点在西方媒体中很流行。我们经常在互联网上看到西方记者评论说，中国和其他亚洲女性做双眼皮手术、隆鼻术和隆胸手术是为了看起来更像西方人。从一些文章标题中就能轻易发现这种说法的流行程度，比如“中国女性试图通过整形美容手术成为西方文化的一分子”（*Associated Content*，2009），“在中国，美是一个西方大鼻子”（Kristof，1987）和“睁大眼睛：手术西化亚洲儿童的眼睛”（Ouellette，2009）。

我们不难看到一些这样的说法，把中国女性选择双眼皮手术描述成对中国民族特征的拒绝和对与西方人面孔特征相似的向往：“有些中国妇女正通过改变眼睛和鼻子的形状寻求更具西方特征的面貌”（BBC，2003）；“医生移除了她眼睑内的赘皮，给了她一副更像欧洲人的面孔”（Weaver，2003）；“然而，她希望她的眼皮有西方人那样的褶皱……漂亮常常被解读为看起来像西方人”（Kristof，1987）；“中国年轻女性正想办法让自己看起来像白种人，希望以此获得成功”（*Associated Content*，2009）；“整形美容手术作为一种改变鼻子和眼睛的形状使之符合西方样貌特征的方法，正越来越受欢迎”（West，2003）；“整形外科诊所如雨后春笋在全国出现。甚至一些农村最贫穷的年轻女性也愿意花几个月的收入做整形美容手术，让她们的眼睛看起来更圆、更像西方人”（Yardley，2004）。

毫无疑问，随着电影、电视剧和杂志等西方娱乐产品和商业产品的大量流入，中国的美的标准已经深受西方形象的影响。在某种程度上，中国女性对双眼皮的偏爱的确与更多地接触到美国和欧洲媒体有关。然而，认为中国女性选择整形美容手术仅仅是对西方样貌的模仿，这种观点似乎过于简单化。

关于双眼皮手术的西方化说法虽然在西方媒体中很流行，在中国却几乎没有，中国人通常将双眼皮手术看作一个关乎美的问题。在我采访过的有意做双眼皮手术的人中，绝大多数否认她们想让自己看起来像西方女人。有些女性说，认为中国人想通过做双眼皮手术获得西方外表，这种想法很奇怪，或者说令人不快。因此，就双眼皮手术的文化内涵而言，我从西方媒体上看到的和从被采访者那里听到的，形成了一个尖锐的对比。做双眼皮手术是为了看起来更像西方人，这种想法让被采访者感到不舒服，这是可以理解的。毕竟，试图隐藏或否认自己的种族特征，没有人会喜欢这个想法。从这个意义上讲，有些女性可能在没有完全意识到的情况下，已经将白种人特征内化为审美标准；然而，我们有必要倾听那些确认或否认做双眼皮手术是为了看起来更像西方人的女性的想法，通常，否认的人更多。

接下来从一位认为双眼皮是西方人面部特征的女性开始。丁君是一位 23 岁的办公室女性，她计划做双眼皮手术，说大眼睛能让她看起来更“洋气”。

丁：我觉得大眼睛很时髦，能让我看起来更“洋气”。

我：你说的“洋气”是指什么？

丁：嗯，就是一种西方人的样子。单眼皮的小眼睛让人看起来比较温和，但是双眼皮的大眼睛让人看起很有精神。我当然喜欢大眼睛。西方女人总是有这样大而富有表现力的蓝眼睛。她们的眼睛会说话！看着她们的眼睛，你就能感觉到她们有多自信！我希望我也能有那种态度。我觉得那就是一种“洋气”，一种独立、现代的感觉。

丁君想做双眼皮手术是因为希望变“洋气”，这为理解西方容貌特征的文化含义提供了一个重要视角。她的话表明，一方面她的确把双眼皮和大眼睛与西方特征联系在一起，但另一方面，她真正寻求的不是这些特征本身，而是它们代表的象征意义：“洋气”，一种独立、现代的感觉。可以确定的是，从中国媒体和广告表现出的西方女性形象中，能够解读出“洋气”——被系于西方女性身体形象上的象征意义。学者们指出，西方女性形象在中国广告中被广泛使用，用以营造一种时尚、现代的氛围，促进产品销售（Johansson，1998a，1998b；Kraemer，2008）。在研究1985—1995年间发行的中国女性杂志上的广告时，约翰松（Johansson，1998）观察到中国广告对中国和西方女性的描述有明显差异：中国女性大多被展示出害羞、温和、含蓄、顺从的样子，而西方女性则更常被描绘成自由、坚强、独立、情欲化的样子。

克雷默对1996—1999年中国户外广告的研究结论与约翰

松观察到的不完全一致。克雷默（Kraemer，2008）说，中国和西方女性身体形象的象征含义正越来越多地融合在一起，广告上的中国女性显得更加自信了。“然而，约翰松观察到的整体趋势在20世纪90年代末期的户外广告中依然可见”（Kraemer，2008：143）。为什么西方女性的面部特征和身材在中国女性眼里会是现代性的化身，这些研究为我们提供了一种文化背景。当丁君说她想通过双眼皮手术变得更洋气时，她的真正目的是想获得“现代”中国女性的文化公民身份，成为一名和西方女性一样独立自信的中国女性。从这个意义上说，在中国广泛流传的西方审美标准，不仅仅是西方女性形象的代表，也是其源发的文化价值观的形象表现。在中国，重塑女性身体的过程就是重新定义女性的过程，而新的身体政治凸显了西方关于自由、个人主义和性欲的概念。

丁君表达了她想要看起来更加国际化的愿望，与她不同，大多数被采访者都否认做双眼皮手术就意味着模仿西方。大多数人对西方审美文化在中国的盛行表现出矛盾心理。他们普遍承认，近几十年西方审美标准对中国产生了很大影响；同时，他们坚持认为西方审美特征不适合中国女性。换言之，虽然公开表达了她们对西方女性身材和面部特征的羡慕，但大多数女性争辩说，通过双眼皮手术获得大眼睛更多是为了让自己有吸引力，与西方化没有任何关系。这些女性的回答，要求我们就全球化对中国审美意识形态的复杂影响作出解释。

强调双眼皮是美的一个特征，这是我从受访者那里得到的最常见的解释，包括中国整形美容业最有名的面孔郝璐璐。郝璐璐告诉我，经常有人批评她想变得像西方人。然而，在谈到她的双眼皮手术时，她强烈否定了这一点。“我追求的不是更像西方人，而是美！我没有试图让自己像其他人，而是想提高自己，成为更好的自己。”她说。除了像她们理解的，为了更“美”这个原因，受访者做整形美容手术还有其他不同的动机。其中之一，是想摆脱困倦的面容。就像一位20多岁的想做双眼皮手术的女性说：“单眼皮让我看起来像是一个迟钝消极的人，我想要更有活力的样子。大眼睛肯定更有表现力。”23岁的大学生冯洁打算做双眼皮手术，她说了类似的话：

我想做双眼皮手术，因为我厌倦了人们问我为什么总是犯困。经过一段时间，我确信我就长着一副疲倦的样子！事实上，他们问我的时候，我一点也不困。我就是看起来这样。我想，加一道褶子让眼睛变大一点，我就可以摆脱那种疲惫的样子。另外，俗话说“眼睛是心灵的窗户”。我们看人的时候，通常会首先注意到眼睛。大眼睛的女孩肯定会得到更多关注。

这里，眼睛之所以重要，是因为其被视为一个人内在精神的象征。因为眼睛下垂经常被视为疲惫、不愉快的表情，它其实会影响人们的感受。所以，重新塑造眼睛形状，被认为是唤醒真正的内在自我的一种方法。

一些女性选择双眼皮手术的另一个原因是为了方便。21岁的酒吧歌手朱霞做过双眼皮手术，她说：

在我还是单眼皮的时候，画烟熏妆太难了，我觉得那个妆很酷……双眼皮方便画眼影和眼线。现在我可以画任何一种时髦的妆……女性做双眼皮手术有很多原因。在我而言，更多是为了好玩。

我在田野调查中发现的情况，与劳拉·米勒在研究日本审美文化时的发现一样：她采访的很多日本女性称，她们做双眼皮手术是因为单眼皮化眼妆太麻烦了（Miller，2006：120）。

除了这些原因，大多数受访者还说中国人和亚洲人的双眼皮与西方人的双眼皮看起来不一样，很多人不喜欢会让眼睛太像西方人的双眼皮手术。25岁的赵进是一位秘书，我碰到她在医院等着做双眼皮手术，她说：

双眼皮手术能让我的眼睛显得更大，但我不想让医生切得太宽。如果眼睑上的折痕太高或者太开，会让眼睛显得太像西方人。没有人喜欢那样，明显太假了，不自然。我喜欢适当的双眼皮，自然而然地就适合中国人。

这证实了米勒在研究日本双眼皮手术时的发现："其实，让眼睛显得太西方化的手术不受欢迎，因为那样看起来明显是人造的……相反，人们想要的是显得更大但仍然是日本人的眼睛形状。"（Miller，2006：120）米勒认为，日本女性渴望双眼皮不仅仅是因为想要有"异国风情"，"双眼皮手术的正常化是在日本文化的背景之下发生的"（Miller，2006：121）。

事实上，女性做双眼皮手术的原因总是各有不同。我想讲一下刘佳的故事，她是我的一位采访对象，在谈到双眼皮手术时，她极力批评西方化的说法。与其他多数被采访的女性不同，刘佳在美国生活过几年，她的人生经历让她可以从文化冲突方面来谈双眼皮手术。

很多年前，我们都还在我的家乡生活时，她是我的一个朋友。自从2002年我离开家乡、2003年她去美国留学后，我们已经好几年没见面了。2007年1月她回国探望父母时，我在北京见到了她。我看到了她眼睑上的变化，就她的双眼皮手术和她交流了很久。2003年，刘佳在中国西南一个城市的某家私人整形美容诊所，花1600元做了这个手术。她解释说：

我不满意我的眼睛形状很久了，但一直没有下定决心，直到2003年收到了X大学的录取通知书。我想，如果我要去一个新的地方开始生活，为什么不以一个新面目开始呢？……我听说，在美国整容手术贵到难以承担。但是你知道，在中国整容手术相对便宜。所以我就想了想，随后问自己：为什么不呢？

在众多推动中国双眼皮手术需求的因素中，可以承担得起的价格非常重要。从冒牌医生做非法手术的小美容院，到正牌医生提供专业医疗美容服务的大医院，双眼皮手术的价格从800元到7000元不等。与其他类型的整形美容手术相比，双眼皮手术属于最便宜的那一类。我问刘佳，她为什么选择了双眼皮手术，她回答说：

中国有句著名的谚语，“眼睛是心灵的窗户”。我的眼睛太小了，哪怕只是把眼皮加宽两毫米，眼睛看起来也会明显变大。我没有想要一双特别大的眼睛，只是想让它们看起来睁得更大一点……我没有考虑其他任何手术。对我来说，一点微调可以接受，但是大变样不行。除了双眼皮手术，其他手术大多数听起来都太恐怖了。毕竟，它（在中国）是最受欢迎的手术，制造褶皱的技术是成熟安全的。

刘佳的话，说明了眼睛在很多中国女性关于外表的概念中的重要性。我问她，在去美国前，有没有其他原因刺激她下定决心，她说：

我期待去美国留学很久了，但是当想到要在一个陌生的国家开始新生活，感觉兴奋和担忧混合在一起。我想我在去那里之前，对自己的外表有点不自信。你知道的，不管在东方还是西方，漂亮的外表对女人而言常常是一本有效的“通行证”。我不认为自己没有魅力，但肯定想更有魅力。那个时候，获得一双大眼睛成为我增强自信的方法。

女性在换到新的社会环境时选择做整形美容手术，这很常见。例如，一些高中女生选择在上大学之前做整形美容手术，一些大学女生在得到第一份工作之前寻求手术。在刘佳的案例中，对“在一个陌生的国家开始新生活”的担忧，加剧了她对自己外表的不自信，因此双眼皮手术是她提升自信的方式。对很多人来说，整形美容手术是解决情感、精神和社交问题的一个可行选项。现代整形美容手术和古代的“过渡仪式”有类似之处（Gennep，1960 [1909]）。整形美容手术有时相当于一种仪式，标志着人从生命中的一个位置走向另一个位置。我问刘佳，在做手术之后，她是否满意自己的新样貌和新生活。她说：

满意。虽然它只是我脸上的一个小变化，但在那个时候增强了我的自信。但是你知道吗？如果可以重新选择，我不会做同样的手术……我在国内接受双眼皮手术的时候，只是单纯的想要更漂亮。但是去美国之后，我意识到人们把做双眼皮手术等同于想要看起来像西方人。媒体经常把亚洲女性做双眼皮手术等同于试图抹去她们的种族特点。我认为事实真的不是那样。我经历的事实在太尴尬了。

刘佳告诉我，在她的一位美国朋友得知她做过双眼皮手术后，关于这个问题她们发生过一次激烈的争论。她朋友认为，像刘佳一样的亚洲女性在眼睑上增加褶痕，是为了西化她们的外表，刘佳则坚持说她的手术只是一个关于美的问题。她朋友的观点让刘佳觉得不舒服。她说，她不介意让别人知道她做过这样的手术，但是因为这件事受批评，让她感到很不开心、不舒服，好像她曾经试图抛弃自己的民族特征似的：

我做这个手术的目的是想变得更有魅力。在中国，我们觉得大眼睛好看。从来没想过，在眼皮上加一道褶皱就是想要让自己看起来像西方人……我一直以身为一个中国人而自豪。我爱我的祖国，而且到国外生活过之后更是如此。当有人用这种观点来批评我的时候，感觉真的很不舒服。

刘佳坚决为她的整形美容手术辩护，说它是一个关于美而不是西方化的问题，原因可能在于，生活在西方社会，她坚守自己“中国女性”的民族或种族认同的压力更大。实际上，在中国大众媒体上基本看不到这种流行的双眼皮手术的西方化说法，双眼皮在中国媒体上被描述成一个有关美的问题，而不是一种西方特征。正如刘佳所说：

不光白种人有双眼皮，每个种族，包括亚洲人，都有双眼皮。有些中国人像我一样天生没有双眼皮，但有的人有。看看你，你天生就是双眼皮。你看起来像西方人吗？当然没有！你是百分之百的中国人！你看，说在眼皮上加一道褶皱就让中国人不像中国人了，这简直可笑！所以我做手术的目的不是看起来像西方美女，而是像大家觉得好看的其他中国女性。

诚然，有些中国人没有双眼皮，但有些天生就有。所以，简单地将双眼皮手术等同于想要看起来像白人，这是有问题的。实际上，那些做手术的女性一般都把自己与有双眼皮的中国人进行比较，而不是和西方女性比。

潘女士是一位大学美术教授，我和她讨论了中国女性对双眼皮的偏爱，她也认为大眼睛不一定就是西方形象：

当然，如今我们的审美理想受到了西方影响。只要扫一眼街上和商场里的广告牌，到处都能看到西方美女。但我认为，我们觉得大眼睛漂亮不仅仅是因为西方影响。如果那样的话，我们怎么解释在中国对西方开放之前，人们就认为大眼睛好看了呢？比如，在改革开放前"浓眉大眼"就已经是美的一个标准。显然，中国那时与西方完全隔离，西方审美标准不可能影响我们。事实上恰好相反，如果一双大眼睛代表西方的审美标准，那么它就会被中国共产党抨击。但事实并不是那样，你要怎么解释呢？

上述观点引出了在中国政治背景下对中国人偏爱双眼皮的其他解释。如果研究一下改革开放前的宣传海报，我们会发现海报上画的男女一般都有着浓眉大眼。如前文所述，在改革开放前，中性是女性美的理想型，她们的外貌举止都应该像男人一样。因此，传统的理想美女形象，即苗条身材、苍白面容和小眼睛，被革命女性的形象所取代，后者丰满健壮，晒黑的脸庞上有着圆圆的大眼睛。

浓眉大眼的面部特征不仅在宣传中被广泛采用，而且在改革开放前的十几年间出版的小说中也常常被用来描述英雄人物。在对这一时期小说的研究中，杨澜（Yang，1998、2002）认为当时的小说家有意将故事主人公的外在相貌与内在品格联系起来：

> （作家）尤其注重对眉毛和眼睛的描写，用一些比如“浓眉大眼”、“明亮的眼睛”这类标准说法……试图传达关于主人公意识形态品质的象征性讯息：“大眼”和“明亮的眼睛”被与意识形态方面的洞察力和远见联系起来。（Yang，2002：193）

所以，在改革开放前，随着性别化的身体政治从温软娇柔的女性转向强壮中性的“铁姑娘”，大而富有表演力的圆眼睛作为“正确”的面部特征，取代了杏仁状的小眼睛。在改革开放后，大眼睛一直作为美的特征受到欣赏；然而，当“消费革命”取代“政治革命”（Davis，2002），在新的政治经济背景下，追求大眼睛的文化含义也有了新的解读。

白皮肤和对中国美与日俱增的民族情感

我曾经问一位荷兰朋友对中国女性求美实践的印象，与欧洲女性相比是否有不同之处。朋友毫不犹豫地说，让她印象最深的是中国女性对浅色皮肤的渴望。“我在中国时，看到很多中国女性为了防晒，在炎热的夏天穿着长袖、戴着帽子，而且大多时候还打着伞。但是我们（荷兰人）喜欢把皮肤晒成棕色。”

确实，很多中国和其他亚洲国家的女性会不遗余力地防晒，使用各种美白霜、面膜和专业脸部磨砂膏来提亮肤色。事实上，亚洲女性对白皮肤的偏爱被市场加以利用，已经在中国、韩国、日本和印度等亚洲国家发展成一个巨大的产业，这些国家美白产品的巨额销量也证明了这一点。据宝洁公司首席运营官罗伯特·麦克唐纳说，美白产品是宝洁公司在中国和日本卖得最好的护肤品之一（*Xinhua News Agency*，2009）。而且，随着生物技术和医疗科学的发展，激光美白治疗和身体美白注射等新上市但还很昂贵的医学美白方法出现在中国的大城市，这说明有些中国女性为提亮肤色愿意想尽一切办法。

在各种承诺帮助皮肤黝黑的女性拥有白皙肌肤的医学治疗方法中，身体美白注射在近几年得到了越来越多的关注。徐熙媛（粉丝也称她为“大S”），台湾被称为“美容大王”的著名女演员，推动了这个趋势。在她第二本关于美容秘诀的书中，她透露了一个秘密：很多台湾女明星为了保持白皙，都会定期打美容针（徐熙媛，2007）。在书的封底上有一行吸引眼球的话：“‘没有丑女人，只有懒女人’的说法已经过时了。现在，懒女人也能轻松变美！”不难猜到，书中把美白针当作一种轻松变美的方法进行了推荐。作为近几年中国最畅销的美容秘诀书之一，徐熙媛的书在中国女性中宣传了美白针，让她们认为这是一种可接受的获得白皙肌肤的方法。

“美白针”是一个泛称，指通过静脉点滴或注射来美白皮肤的一种方法。每一个品牌、每一家诊所，“美白针”药剂的成分比例都不一样，甚至连美白成分都不一样。据徐熙媛所说（徐熙媛，2007），“美白针”的基本成分是抗氧化剂，包括谷胱甘肽、传明酸、和维生素C[4]。谷胱甘肽能提高细胞抗氧化能力、解除身体毒素，从而增强免疫系统，传明酸能抑制黑色素生长，去除已有的色素沉积。

虽然一些美容诊所和美容院已经提供“美白针”，但这种治疗的合法性在中国仍然存疑。正如《中国美容时尚报》报道（2007），一些皮肤科医生表达了对“美白针”有效性的怀疑和对其副作用的担忧。许黎珊、张睿（2008）报道，虽然在中国市场销售的“美白针”通常声称是从别国进口，但那些商品并没有国内或国外的药品批号。在国家食品药品监督管理局和卫生部的官方网站上，不管是作为药品还是化妆品，都没有“美白针”的注册信息。食药局告诉《市场新闻》，“美白针”在中国没有拿到食药局的药品批号。同时，卫生部也宣布“美白针”不属于化妆品范畴，所以它们也拿不到化妆品批号。因此，对美容治疗的管理不到位，导致“美白针”管理在中国成了一个真空区域（许黎珊、张睿，2008：1）。私立医疗美容诊所甚至美容院普遍都有“美白针”，但在公立医院却几乎找不到。

中国市场上“美白针”的监督混乱导致了定价不一，诊所和诊所之间的价格差异巨大，有低至700元一针的，也有高至10000元一针的。美容诊所和美容院经常声称，为了获得良好效果，顾客需要一整个疗程的治疗，一疗程至少五到十针，通常是每周一到两次，连续一到两个月。比如，在北京一家私立医疗美容诊所，一个疗程的“美白针”要花费13000—20000元，一共10针，一针通常需要40—60分钟。

“美白针”不一定能被中国女性广泛接受。在我采访的女性中，相比“美白针”，她们更愿意接受其他美白治疗，比如激光美白，而美白霜和乳液的使用在这些中国女性中极为流行。大多数接受采访的女性说，她们日常美容程序中用过美白霜或乳液。中国化妆品店和超市货架上的大量美白产品，生动地体现了中国女性对浅色皮肤的偏爱。

为什么肤色在中国如此重要？中国女性偏爱浅色皮肤的文化寓意是什么？和大眼睛与双眼皮的案例一样，对浅色皮肤的偏爱也成了一个有争议的话题。虽然偏爱浅色皮肤在西方环境中是一个敏感话题，通常被与种族和种族歧视的问题联系起来，但在中国它很少和种族挂钩，认识到这一点很重要。中国人对浅色皮肤的偏爱是一个关于美和社会阶层的问题，下文中很快会讨论这一点。当我向被采访女性提到西方影响的问题时，她们的看法与我问双眼皮的这个问题时受访者的观点相似。一些女性将对浅色皮肤的渴望归因于西方媒体的全球化，提到了媒体在全球传播白皮肤审美理想中发挥的作用；另一些人强调了中国女性偏爱浅色皮肤的悠久历史。有些人承认中国女性正快速接受西方时尚和审美标准，但不认为偏爱浅色皮肤是模仿白人女性的结果。

所以，即便可能会震惊于中国女性为躲避日晒、保持白皙而做的努力，我们也应该意识到，中国背景下“白皮肤”的含义与西方背景下的不一定相同。正如做过双眼皮手术、在美国留学的刘佳所说：

白皮肤在古代中国就已经被人欣赏。中国有句俗话说：“一白遮三丑。”对我们来说，白皮肤更多是看你是否足够富有，能不能避免户外劳作。这和西方国家正好相反，西方人想被晒黑，晒黑的皮肤说明某个人很富裕，能在海滩和度假胜地享受假期。如果我说，欧洲人晒黑是因为他们想让自己看起来像非洲人或亚洲人，很多人会觉得可笑。那么，用这套逻辑来解释中国女性对白皮肤的偏爱，不也很滑稽吗？你看，美白霜对中国人的作用和助晒乳对西方人的作用一样。虽然不同文化对皮肤颜色的偏好不同，但对财富的偏爱在每个地方都是一样的。

对白皮肤的偏爱的确已经在中国流传了好几个世纪。无数中国传统诗词、小说和绘画中，都出现了完美无瑕的浅肤色美女的形象。有学者曾争论道，在大多数东亚国家，肌肤白皙无瑕的审美理想的确立，要早于西方美女形象的引进（Johansson，1998b；Li et al.，2008）。传统上，东亚人认为“白皮肤表明社会地位高，而黑皮肤则与社会地位低联系在一起”（Johansson，1998b：60）。在对中国美容产品广告的研究中，约翰松（Johansson，1998b）解释了白皮肤在中国变化的历史文化背景下的含义：在古代中国，白皮肤象征着精致，表明一个人不属于在太阳下辛苦劳作的农民阶层。

在中华人民共和国成立后，白皮肤的价值被完全颠覆，象征着农民和工人阶级的黝黑皮肤成为政治正确的理想型；然而，改革开放后，对白皮肤的偏爱又回来了。就像约翰松所写，“白皮肤……从前是上层社会的标志，表明其拥有者来自少数享有特权的书香世家，现在可能变成了一个将城市‘中产阶级’和大多数农民区分开来的特征”（Johansson，1998b：61）。而且，随着全球消费文化在当代中国的繁荣发展，肤色的含义也正在被重新编写。

白皮肤不仅在国内环境中象征着阶级和财富，在全球化的文化中也被用来构建身份。它不再预示与内部成员的身份关系，而是构建了一种与外部成员的身份差异，也就是与西方。（Johansson，1998b：64）

约翰松的分析，不仅证明中国的白皮肤审美理想要早于现代西方消费文化的引进，而且还论证了在中国的社会背景下，白皮肤的含义也明显不同。对白皮肤的偏爱，将古代中国审美标准的延续和如今西方审美意识形态的影响综合在一起，也就是说，受到了西方媒体传播的意识形态和亚洲传统文化价值观的双重影响。正如埃里克·李等人写到的，“西方中心论和文化霸权与儒家思想等亚洲意识形态相互作用，强化了白皮肤的审美理想”（Li et al.，2008：444）；白皮肤不仅关乎美，而且还指代温和、纯洁、柔软的女性性别特征，暗示着女性的地位和教养。

毋庸置疑，随着西方广告、媒体和商品的流行，西方审美理想的文化霸权已经遍及全球；但是，中国人对双眼皮、大眼睛和白皮肤等审美理想的认知以及相关美容实践，未必是西方化的象征。正如约翰松所强调的，我们应该更加关注“全球审美理想的混杂性、克里奥尔化和本土符号指向”（Johansson，1998b：59）。

对东方美的民族情感

全球化进程的确将一种基于白种人特征的跨国审美标准带到了全世界，但它同时也在各个国家中引发了对“传统”和“民族”特征日益高涨的民族情感。

中国美容行业的一位关键人物张晓梅曾经提出，根据中国人面部特征定制的整形美容手术，才会适合中国人：“十年前流行做手术弄个所谓的欧式双眼皮，真的会让眼睛有种突出来的感觉，看起来更像白种人，但是并不好看，中国女性已经从中吸取了教训。”张晓梅说高鼻子和太过丰满的嘴唇也已经失宠了，让步给那些能突出而不是扭曲亚洲美的技术（Oleson，2007）。在2005年，张晓梅出版了《中国美：中国第一本美女标准粉皮书》。在前言中，她说：

经济的全球化直接影响到文化的全球化。一个通达的中国人应该掌握两种审美标准，一是我们本民族一脉相承的标准，一是西方人的标准，因为经济的全球化要求我们必须知己知彼。（张晓梅，2005：5）

张晓梅似乎意识到了西方文化影响对中国审美标准的巨大冲击，但也强调了在一个全球化时代承认中国美感的重要性：

《中国美》相信全球化不是全球单一化，而是一个学会尊重差异性的过程，是东西南北五洲百国习惯自己成为多元和谐世界中之一元的过程。相信五千年中华文化的根本精神，就是吐纳吸收，和谐包容，既有自我创新的尚美能力，又有贯通中西的尚美雅量。（张晓梅，2005：7）

张晓梅因此认为，当代中国的审美理想不仅仅是对西方的改编，而是根据中国特有的文化、社会和历史背景，创造出了新的、混杂的中国审美理想。《中国美》呼吁有中国特色的审美标准，从而抵制西方审美标准的霸权。她引用了一句著名的话，“只有民族的，才是世界的”，以强调民族特色的重要性（张晓梅，2005：前言，6）。

所以，尽管西方女性形象在中国广泛传播，但一种新的“看起来像中国人”的情绪正在出现，要求强调中国美的特征。如张晓梅所说，如果说上世纪八九十年代，基于西方特征的审美理想在中国受到欢迎，那么在21世纪头十年，人们则渴望回归“中国美”。张晓梅关于中国审美文化变迁的说法，与约翰松研究中国广告对中国和西方女性的表现时观察到的情况一致。约翰松（Johansson，1998a）认为，中国消费文化从1980年代对任何西方的东西全盘接收，退回到“1990年代有点像差异遣返，在东亚或者说儒家文化认同的话语中，现代西方价值观似乎只停留在表面现象”（Johansson，1998a：80）。广告中形成了一套“东方美”的论述，认为中国女性应该“是现代、西方、自由的，但同时坚守中国价值观和传统”（Johansson，1998a：138）。

结　论

一些学者认为，在全球化时代，女性美正按照西方审美理想被日益标准化（Chapkis，1988）。然而在中国，审美标准和审美特征的文化内涵仍然有很大不同。虽然接触到了西方审美理想，但本土环境不同，人们对美的看法也各不相同。关于中国女性双眼皮手术和皮肤美白实践的讨论也表明，将中国女性的美容实践理解为对“白人美的全球标准”的模仿，这是不够的（Kawazoe，2004；Miller，2006）。相反，美容实践的意义需要在不同的个人、国家和国际背景下进行分析。在中国，全球化不仅传播了西方审美标准，也增强了与审美标准和美容实践相关的民族情感。中国女性对西方审美观念和美容实践的矛盾态度和反应，体现了她们在当前的审美体制中所处位置的复杂性，在这个体制中，全球化和文化民族主义相互竞争。

结　论

我们听到“美只是肤浅的东西”这句话的频率有多高？或许是时候重新思考这个问题了。本书的目的是在中国背景下，解读整形美容手术这一看似轻浮琐碎的美容实践所体现的内涵。正如前几章所讨论的，美和通过整形美容手术追求美不仅仅是肤浅的东西。通过手术改变身体的实践与各种社会意义和价值观交织在一起，体现了控制与抵抗的双重话语。女性选择整形美容手术，反映了当下中国女性日常生活、对性别自我的感知、以及社会文化和政治权力对女性身体控制的重组。

“内部能动性”：整形美容手术的困境

在女性主义者争论的中心，关键问题是：整形美容手术是女性对男性凝视的屈服还是自我赋权意识；是女性的虚假意识还是自我选择；女性是受害者还是作用者。我们能否在施诸女性的权力结构和女性主观能动性均不被否认的前提下，理解女性对整形美容手术的参与？

正如凯西·戴维斯所说，“个人能动性总是处于与权力的关系之中，这种关系提供了允许或限制所有社会行为发生的条件。

没有能让个人绝对行使选择的‘自由选择’”（Davis，2003：12）。实际上，选择总是在社会文化语境中进行的。在一种即使是轻微的身体缺陷也被视为幸福的障碍的文化中，大多数寻求整形美容手术的女性所做的当然不是完全自由的选择。因此，在讨论女性参与整形美容手术时援用能动性的概念，目的并不是要忽视对女性身体实行控制的权力结构。相反，我们的目标是找到合适的方法来批判造成这种审美体系的社会条件，同时避免简单地将女性指责为被意识形态操控愚弄的受害者。事实上，不仅是女性，男性也很难抗拒现有的权力结构。虽然女性是在无法选择的条件下进行选择，但还是有一个空间，让她们能够把整形美容手术当作一种策略，行使对自己生活的控制。维斯贝克认为，女性对外部环境作出充分反应的能力是一种自由，苏珊·沃尔夫给出了恰当的措辞："在世界内部的自由，而不是脱离它的自由"（Wijsbek，2000：458，引用 Wolf，1990：93）。在女性对整形美容手术的选择中，我用"内部能动性"这个词来描述女性在特定历史环境下行动的能力：女性是自由的，但只在她们无法控制的历史、权力和性别征服的结构内自由。

正如前文讨论的那样，外貌在很大程度上被认为是一种可以投资和转化的资本；因此，整形美容手术被广泛看作是为个人收益进行的一种投资。在这些女性看来，整形美容手术虽然是一种昂贵的、痛苦的甚至是危险的选择，但却是一种可以用来控制自己生活的实用策略。通过改变外貌、积累身体资本，女性可能获得改变自己生活其他方面的能力，使其向有利于自己的方向发展。一个女人拥有的身体资本越多，她重塑周围的社会、文化和经济环境的能力可能就越大。正如希林说道，“如果一个人觉得无法对日益复杂的社会施加影响，至少可以对自己身体的尺寸、形状和外貌有一定影响”（Shilling，2003：6）。所以，有时整形美容手术不仅是一种改善外表的手段，也是一种策略，用以增强自信、获得更好的工作和更高的收入、表明社会地位——对本书中讨论的很多女性，都是如此。

然而，女性接受整形美容手术的“自由”选择总是受到多种力量的影响。就整形美容手术来说，女性是在结构内行使能动性，而不是超越这种结构。女性可能认为她们作出了自己的选择，但实际上她们是在做审美体系和消费文化要求她们做的事。整形美容手术的选择可能是一种普遍的虚假意识，这种意识是被媒体炒作和消费文化制造出来并延续着的。这说明了性别与身体管理体制不平等之间的复杂关系。在研究中国社会的性别不平等时，学者们发现了许多对中国女性困境的讽刺。正如华如璧说，“女性可以是财产持有者，却很少或根本没有合法财产权；可以是决策者，却没有作决定的权力；可以有身体上的流动性，却被社会和经济因素限制着；可以行使一个皇帝的权力，却无权称帝”（Watson，1991：348）。中国女性在对整形美容手术的选择上，也存在类似的困境。

通过重塑她们的身体和生活，选择整形美容手术的女性可能发挥了能动性，同时也符合了男性凝视中的“美貌的神话”。整形美容手术在个人层面上可能赋予了女性权力，但在集体层面上，却巩固了压迫女性群体的霸权力量。从这个意义上说，正如莱歇尔和凯瑟琳·古所认为的，“身体……是社会和个人权力竞争的重要场地；它同时是压迫和赋权的中心”（Reischer and Koo，2004：297）。

焦虑的身体：中国社会转型的显著标志

在《自然符号》（*Natural Symbols*）中，玛丽·道格拉斯（Douglas，1996［1970］）提出了“两个身体”的概念，认为生理身体是社会身体的象征符号。道格拉斯认为，“存在一种强烈的倾向，即在身体符号的每一个维度上尽可能丰富地作画，以这种象征形式来复制社会情境”（Douglas，1996：vii）。简言之，身体和社会相互体现。从这个意义上说，我们可以把通过手术改变的女性身体看成一个可见阵地，它标志着中国社会的急剧转型。换句话说，通过关注女性外表和对整形美容手术的选择，我们可以捕捉到女性社会生活的变化。

过去30年，快速市场化、商业化和全球化已经在中国发生。这种不寻常的转变，给中国文化特征和社会结构带来一种社会主义和资本市场之外的全新维度。在这个背景下，中国“人造美女”的出现和整形美容手术的日益流行，与中国的社会转型和繁荣的消费文化密不可分。身体，尤其是手术改造的身体，反映了当今中国社会的复杂和不确定的本质。中国女性对身体形象的焦虑、对美丽外表和更好生活的渴望，以及做整形美容手术的决定，深深卷入了中国的经济改革和不断变化的社会文化之中。

如前所述，工作分配体系的改变、高等教育的扩张和大学生失业率的上升，给年轻女性造成了很大压力，迫使她们寻求能在激烈的就业竞争中脱颖而出的优势。服务业（尤其是美容行业）女性劳动力性别隔离的强化，以及基于性别、年龄、外貌和身高的职业歧视，加重了这种压力。同时，虽然社会发生了巨大变化，但一些认为女性美貌重于能力的传统性别规范显然毫无变化，使得职场和婚姻市场都对女性外貌予以重视。

在当今中国，整形美容手术并不是富人的特权，它涉及到各个社会阶层的女性。中国中产阶级的出现和城市化的进程加剧了女性的社会分层，女性外貌因此成为上层中产阶级与工人阶层分层的一个标志，也是从身体文化方面区分城市居民与农村流动女性的标志。婚姻、爱情和性关系模式的变化深深影响了人们对外貌和身体的认知。参与整形美容手术的社会阶层范围之广揭示：大规模的社会变迁正引起女性对身体形象的焦虑和对生活的不确定感。特别是，传播女性美概念的消费文化和流行文化在日常生活中占比已如此之重，更进一步强化了女性对自己“身体美丽”的渴望。

简言之，女性身体是社会不确定性的集中地，这种不确定性是中国正在经历的社会经济转型最显著的特点之一。女性在精神上和肉体上亲身体验着这种社会不确定性。从寓意上说，被手术改造的女性身体形象，象征着改革时代急剧而激烈的社会转型。

购买美丽：选择的话语和商品化的自由

身体不仅由社会文化环境构建，而且还刻有政治痕迹。经手术改造的女性身体同时代表着控制和抵抗，是意识形态竞争的场地。从这个意义上说，身体政治，或者用苏姗·波尔多的话说，“作为政治斗争场所的物质身体”（Bordo，2003：16），是与中国女性整形美容选择相关的另一个问题。

要理解身体在改革开放后中国女性生活中越来越重要的地位，我们必须将它放到形成这种趋势的环境中，即应该联系划时代的深刻转变来理解身体和身体实践。希林（Shilling，2003：188）将身体概念化为一项被打理和改造的“工程”，这项工程是后/高现代时代个人自我认同的基本部分，该时代的特征是“愈发关心消费，其中身体本身变成了一个主要的培养目标”以及“那些宗教的、政治的和其他‘宏大叙事’的减少”（Shilling，2003：188）。

这种转变的另一特征，是消费文化的兴起和对身体的前所未有的商品化。越来越多的中国女性以及男性密切关注快速变化的时尚、发型、打扮和仪表风格。整形美容手术在改革开放前曾经是一种禁忌，在如今的中国却只是一个消费者选择的问题。像郝璐璐这样的中国“人造美女”的出现，生动地例证了在身体意识形态方面，改革开放前后，禁欲主义与消费主义、享乐主义的强烈反差。在这一转变的中心，整形美容手术的选择论调发挥了重要作用，调和着自我认同、市场话语和国家权力之间的复杂关系。

在个人层面，寻求整形美容手术的女性大多用个人自由和个人选择的叙事来正当化自己的决定，比如“这是我的身体，由我选择”和“我为自己做主”。在事关整形美容手术这种“有问题的”身体实践时，这种论述起到了重要作用。中国改革开放时期长大的年轻人相比他们的长辈，更强调个人主义、享乐主义和消费主义。他们中的一些人把外貌看成是可以通过整形美容手术来升级和购买的东西。在改革开放后的身体意识形态中，整形美容手术的选择被以个人自由的名义合法化。

与此同时，迫切想从女性对美丽的渴望和对衰老的恐惧中获取财富的整形美容业，采纳个人选择的叙事，大声说服女性接受整形美容手术：“这是你的身体！你不应该控制它的样子吗？”整形美容手术通常打着“权利”和“选择”的幌子进行营销。市场和广告把整形美容手术重新包装成个人行使身体自主权的自我决定。整形美容手术不仅被描绘成拥抱美丽的手段，还被描绘成一种行使自己控制身体、表达自由的个人权利的途径。在这种论述中，不仅美丽的面孔和迷人的身材可以购买，自由和解放也可以。

包括整形美容在内的美容业的繁荣，向世界传递了一个明确的信息：过去不鼓励物质享受的中国生活方式已经结束，中国正成为一个富裕、包容的开放社会。

身体的全球化和抵制：对东方美的怀念

中国蓬勃发展的整形美容市场，不仅是地方、社会、文化、经济形势转变的结果，也是文化、审美意识形态、医疗美容技术全球化的产物。在全球化时代，大众传媒推动了西方女性美的形象在中国的传播，近几十年，中国的审美标准已经发生了显著变化。考虑到中国女性对西方美女形象的广泛接触，中国女性很可能在一定程度上内化了对西方面部特征和身材的渴望。然而，生活在“全球文化超市”（Mathews，2000）中，人们在某种程度上可以自由地选择他们想要的价值观和想法，而中国人文化消费的来源不只有西方。来自日本、韩国、中国台湾和香港等国家和地区的文化产品、理念和美貌形象对中国产生了巨大的影响，日本的电子游戏和动漫、韩国的电视剧、中国香港和台湾地区的电影和流行音乐的成功证明了这一点。在审美标准方面，我们也看到一种多国混杂文化正在兴起。尤其是“韩流”，对中国女性的审美认知和整形美容的手术实践产生了很大影响。正如我们所见，想要与韩国女演员相似的愿望，促使一些中国女性通过整形美容来追求与各自韩国偶像相同的面部特征。

此外，当中国和其他亚洲国家的女性把单眼皮变成双眼皮、增大胸部、美白皮肤时，并不一定意味着她们的审美认知趋同于“西方”标准。相反，正如前文提出的，人们对美的理解和身体美容实践需要被放在各自的环境中加以考虑。关于双眼皮和浅色皮肤的讨论表明，人们对看似“相同”的审美特征的理解，实际上是多样而且情境化的。所以，中国新的审美标准是由当地力量建立的，但同时也涉及对外来标准的借鉴和重新定义。美貌形象的全球化是一个混杂的过程，它既带来了对某些西方审美观念的内化，又引发了当地对全球审美理想的重新定义。审美认知和求美实践的全球化和本土化同时进行，正如阿帕杜莱（Appadurai，1996：32）所说，在全球化进程中，文化的同质化和异质化同时上演，并且彼此对峙。

可以说，全球化正引发一种日益高涨的民族情绪，要求强调中国美的特征（Oleson，2007；张晓梅，2005）。随着中国经济实力的不断增强，（中国）出现了一种怀旧情结，呼吁重新发现东方美，并强调具有东方特质的中国美价值观，张晓梅的《中国美》（2005）就是例证。近年来，中国女性美的新理想构建中出现了一种趋势：一种将西方大众媒体传播的意识形态与中国传统文化价值观相结合的趋势。西方形象的特点，比如果敢自信、女性的年轻和性感的身体，成为世界性和现代性的标志，而东方美的特征，如温柔、亲切，则成为中国传统价值观的标志。美丽的中国女性形象成为民族主义的一种表现方法，象征着中国的现代性和在全球舞台上的存在，同时也肯定着中国传统文化价值观。在中国新的审美标准以及女性新形象的构建过程中，文化趋同性和文化民族主义被体现得淋漓尽致。

在全球层面上，女性美的形象变化反映了全球政治经济的动态变化。随着中国经济飞速发展和在全球舞台上竞争有利地位，中国的审美意识形态和身体政治已经与消费主义和民族主义的问题交织在一起。女性形象成为国家形象的代表。在民族主义议程中，中国女性的迷人形象和美容业的繁荣面貌成了对中国现代化的一种宣传：现代中国女性穿着得体，外观美丽。根据改革开放后的审美观，在找寻足以匹配快速变化的国家形象的新女性形象时，漂亮的外表是必须的。

总而言之，越来越多的中国女性渴望通过整形美容手术获得年轻美丽的外表，这是多种跨国和国家力量复杂组合在一起的产物，其中包括：在新的消费主义身体文化中性别角色的构建，国家权力与市场力量的重新配置，以及全球消费资本市场的扩张，影像、意识形态和医疗技术的流动。整形美容手术对女性身体特征的改变，从微观上折射出中国在短短几十年里，从改革开放前计划供应社会到改革开放后的消费社会的急剧而激烈的转变。面对快速的社会经济转型，女性不得不采取一切方式确保或最大化其个人利益，包括一种会带来身体痛苦和潜在风险的策略——整形美容手术。中国女性对美丽的渴望和接受整形美容手术的决定，必须在中国更广泛的历史和社会政治环境中理解。

注　释

导　言

1. 隆颞术常用来缓和太阳穴凹陷、颧骨较高的严厉面相。
2. 隆颏术通过植入人造颏骨，使脸部比例更加协调、下颏线条更加清晰。
3. 下颌角去除术用于缩小脸部下半部分宽度，把圆形或方形脸变成椭圆形或心形。
4. 重睑术，即我们所熟知的“双眼皮手术”，是通过手术做出一层明显的上睑折痕，上眼睑上的折痕会显得眼睛更大更圆。
5. 这项定义摘录自 AACS 官网“常见问题”页，可登陆 www.cosmeticsurgery.org 查询更多信息。
6. 本书中为方便起见，“西方的”指“英美的”，“西方”指西欧和北美国家。
7. 包苏珊这样定义“身体文化”：“身体文化广义上包括日常的健康、卫生、健身、求美、着装、打扮行为，也包括姿态、态度、礼仪、说话和吃饭方式等等。同时，它还指将这些行为融入身体的训练方式、个人在公共场合的身体展现风格，以及这种风格所体现的生活方式”（1998—99：37）。
8. 在 1949 年执政后不久，中国共产党就发起了一系列运动，据说因为这些运动，到 20 世纪 60 年代卖淫现象已完全杜绝。
9. 为保护受采访者隐私，本书中除一人外其他均为假名。其中关键受访者郝璐璐是真名，因为她是一位公众人物，且有关她的故事广为流传，她同意使用真名。
10. 在医院和其他地方进行的所有采访都是在受访者知情的前提下进行的。我向受访者解释了我在为博士论文做有关整形美容手术的研究，也向她们保证了论文写作中所有采访都会使用假名，以此保护她们的隐私。
11. 我主要使用的两个数据库是中国期刊网（CJN）和慧科搜索。

12.“慧科搜索”是慧科讯业有限公司（香港）运行的中英文数据库，收录了数百家媒体超过7500万篇文章，号称是大中华地区出版信息搜集方面最大的中文数据库之一。

第一章　整形美容手术的文化背景

第一节　中国整形手术的文化史

1. 从管理层次来分类的话，生活美容服务的提供者必须获得相关工商行政管理部门发放的工商营业执照，并受这些部门监管，医疗美容服务的提供者必须获得卫生部门发放的医疗机构执业许可证。

第二节　中国首位“人造美女”

2.“十大流行词”从2004年1月1日—12月31日期间15家报纸上总共5亿个汉字中选出。

第二章　社会转型中的“美丽资本”

第三节　“漂亮就是资本”

1. 在这样的公立医院，我一般可以自由观察并与顾客交谈，而不会被医院的管理者干涉。在私立诊所，它和医院不同，业主一般会对采访更加警惕。
2. 在田野调查中，我只在获得受访者许可的情况下录音。
3. 这六个城市是广东省的广州、中山，河南省的郑州、开封，吉林省的吉林和长春。

第四节　从“铁饭碗”到“青春饭”

4. 隶属于市、县下设的区政府的企业，被认为是大型城镇集体经济单位。
5. 1998年，国家劳动部要求所有地区都设立再就业服务中心。这些中心负责发放政府失业津贴、组织职业培训、推出下岗工人就业计划，为下岗工人提供最多三年的帮助。2003年，成立五年的北京再就业服务中心停止运行，所有还没实现再就业的下岗工人都进入开放的劳动力市场。

6. 中国官方统计只计算在城镇地区当地政府注册领取失业津贴的人员。根据中国国家统计局发布的官方数据，过去20年间中国的失业率维持在2%到5%之间。即使在20世纪90年代末和21世纪初，经济改革和国企改制带来的影响最严重时，失业率也仅仅超过4%。

第三章 美容经济和“美女外交”

第五节 身体的商品化

1.《瑞丽》杂志大多数文章来自日本时尚杂志，图片使用日本模特照片，中文广告大多是关于西方和日本商品的。

2.“恐龙”在中国网络语言中是“丑”的比喻。

第六节 中国的美容经济和审美观

3. 在《中国城市的消费者革命》中，戴慧斯（2000:17）写到，据卢汉龙说，“现在流行的对小康的理解，起源于儒家经典《礼记》，书中认为小康社会的出现象征着‘天下为公’的公平社会——大同的终止，转变成一个‘天下为家’的阶层社会。”

4. 国务院发展研究中心是中华人民共和国国务院直属的政策研究和咨询机构。

5. 英文“beauty economy”在中文中叫“美容经济”或“美女经济”。美容泛指使人变美的活动、服务和产品，美女则是美丽的女人。虽然美容经济和美女经济的含义有一定程度的重合，但仍有不同，美容经济主要是美容产业和其消费者，美女经济指利用美女吸引注意、推广业务的活动。这份年度报告指的是美容产业。

6.《中国美容时尚报》1999年发行，是中国美容产业最受欢迎的报纸之一。

第四章 全球化和美的形象变迁

第七节 从芭比娃娃到“韩流”

1. 贝尔金（Belkin，2009）分析了168则格林兄弟童话故事中对性别的描述。

根据这个研究，这些故事传达了一个信息：不美丽的人是邪恶的，女性可以靠美貌过活。

2. 如蓝心真（Lan，2004）报道，虽然从 1989 年开始外资就被允许进入中国医疗市场，但规定非常严格。根据卫生部和前外贸与经济合作部（2003 年改组为商务部）1997 年发布的一份文件规定，合资医院中外资比例不得超过总投资的 30%。但是，2000 年这个限制被提高到 70%。中国政府开始欢迎外国资金进入医疗市场，并规定中外合资医院的总投资不应低于 2000 万元。

3.《大长今》是一部关于韩国朝鲜时代宫廷争斗的电视连续剧。2005 年 9 月 19 日，它在中国 31 个城市以 14% 的收视率登上榜首。

第八节　本土的和国际的

4. 据我采访的一位医生说，除了谷胱甘肽、传明酸和维生素 C，“美白针”还经常含有其他成分，如维生素 B、维生素 E 和银杏提取物。成分和配比是影响“美白针”效果的关键。

参考文献

American Society for Aesthetic Plastic Surgery(ASAPS). 2009. "Liposuction No Longer the Most Popular Surgical Procedure According to New Statistics." At http://www.surgery.org/press/news-release. php?iid=517εtsection=news-stats accessed August 21, 2009.

Anderlini, Jamil. 2011. "Barbie Shuts up Shop in Shanghai." *The Financial Times*. At http://www.ft.com/cms/s/0/ae22d5c0-48b9-lle0-9739-00144feab49a.html #ixzz lnBusue7e accessed August 2, 2011.

Ang, Dudra. 2004. "'Manmade Beauties' to Compete in China." *The Associated Ptess Online*. December12.

Anon. 2003. "A Tribute to Prof. Song Ruyao." *Fast Track* 3(1): 7.

Appadurai, Arjun. 1996. "Disjuncture and Difference in the Global Cultural Economy." In Arjun Appadurai, *Modernity at Large: Cultural Dimensions of Globalization*. pp. 27–47. Minneapolis, London: Universitv of Minnesota Press.

Appleton, Simon, John Knight, Song Lina, and Xia Qingjie. 2001. "Towards a Competitive Labor Market? Urban Workers, Rural Migrants, Redundancies and Hardship in China." Paper presented at the International Conference on the Chinese Economy: Has China Become a Market Economy? Clermont-Ferrand, France, May 17–18, 2001.

Associated Content. 2009. "Chinese Women Strive to be Part of Western Culture through Plastic Surgery," January 13.At http://www.associatedcontent. com/ article/1369579/chinese_women_strive_to_be_part_of.html?cat=3 accessed August 21, 2009.

Astill, James. 2002. "Miss World's Nigerian Odyssey Abandoned after Three Days of Rioting Leave 100 Dead." *The Guardian*. November 23. At http://www.guardian.co.uk/world/2002/nov/23/jamesastill accessed February 27, 2012.

Bai, Limin. 2006. "Graduate Unemployment: Dilemmas and Challenges in China's Move to Mass Higher Education." *The China Quarterly* 185: 128–44.

Balfour, Frederik. 2010. "China's 'City Jade Men' Indulge in Mud Masks, L'Oreal Creams." *Bloomberg*. December 13.At http://www.bloomberg.com/news/2010-12-12/china-s-city-jade-men-nldulge-in-mud-masks-l-oreal-creams.html accessed June 25, 2011.

Baudrillard, Jean. 1996.Chris Horrocks and Z.Jevtic, eds., *Introducing Baudrillard*. New York.

——.1998. *The Consumer Society*; *Myths and Structures*. London: Sage.

BBC. 2002. "Nigeria riots toll 'passes 200'." November 24. At http://news.bbc.co.uk/2/hi/2508131. stm accessed February 27, 2012.

——. 2003. "Chinese Woman Seeks Perfect Beauty." July 24. At http://news.bbc.co.uk/2/hi/asia-pacific/3093 139.stm accessed August 21. 2009.

——. 2004. "China's 'Artiflcial Beauty' Show." December 12. At http://news.bbc.co.uk/1/hi/world/asia-paciflc/4090741.stm accessed July 23, 2007.

Beck, Lindsay, Nick Macfle, and Roger Crabb. 2007. "Wanted: Tall, Thin Women to Present Olympic Medals." *Reuters*. November 20. At http://uk.reuters.corn/ article/oddlyEnoughNews/idUKPEK8760620071120 accessed August 21, 2009.

Beijing Municipal Health Bureau. 2007. "Daily Beauty Service Provider is Strictly Prohibited from Carrying out Medical Beauty Services." At http://english.bjhb. gov.cn/AdvisoriesandWarning/HealthIndication/200707/t20070731_1189.html accessed July 23, 2008.

Beijing News（新京报）. 2004. 八旬老医师回忆创业艰辛 (An Eighty-year-old Surgeon Recalling the Hardship of Building Business of Cosmetic Surgery.) November 11. At http://it.sohu.com/20041111/n222930376.shtml accessed September 22, 2009.

Beijing Youth Daily（北京青年报）. 2001. 漂亮的致命诱惑：今夏学生整容忙 (Beautiful Fatal Temptation: Students Busy with Cosmetic Surgery in Summer). August 31.

Belkin.Lisa. 2009. "Are Fairytales Too Scary for Children?" *New York Times* Blog.

January 12. At http://parcnting.blogs.nytimes.com/2009/01/12/are-fairytales-to-scary-for-children/?pagemode=print accessed August 21, 2009.

Blum, Virginia L. 2003. *Flesh Wounds: The Culture of Cosmetic Surgery*. Berkeley: University of California Press.

Bordo, Susan. 1993. *Unbearable Weight: Feminism, Western Culture and the Body*. Berkeley: University of California Press.

——. 2003. *Unbearable Weight: Feminism, Western Culture, and the Body*. 10th Anniversary Edition.California: University of California Press.

Bourdieu, Pierre. 1986. "The Forms of Capital." In John Richardson, ed., *Handbook of Theory and Research for the Sociology of Education*, pp. 241–60. New York: Greenwood Press.

Brousseau, Alex. 2010. "Not just for Metrosexuals: Using Brawn to Market Beauty in a Hot Category." September 9.At http://www.jwtintelligence.com/2010/09 not-just-for-metrosexuals-using-brawn-to-market-beauty-in-a-hot-category/ accessed October 2, 2011.

Brownell, Susan. 1995. *Training the Body for China: Sports in the Moral Order of the People's Republic*. Chicago: University of Chicago Press.

——.1998—99. "The Body and the Beautiful in Chinese Nationalism: Sportswomen and Fashion Models in the Reform Era." *China Information* XIII(2/3): 36–58.

——. 2001. "Making Dream Bodies in Beijing: Athletes, Fashion Models and Urban Mystique in China." In Nancy Chen et al., eds., *China Urban: Ethnographies of Contemporary Culture*, pp. 123–42. Durham: Duke University Press.

——. 2005. "China Reconstructs: Cosmetic Surgery and Nationalism in the Reform Era." In Joseph Alter,ed., *Asian Medicine and Globalization*, pp. 132–50. Pittsburgh: University of Pittsburgh Press.

Bu, Pan Haixia. 2003. "Glamour Gets Go-ahead." *Shanghai Star*. October 31.Athttp:// app 1.chinadaily.com.cn/star/2003/1030/f04-1. html accessed February26, 2008.

Cai, He, and Wu Xiaoping. 2006. "Social Changes and Occupational Gender Inequality." *Chinese Sociology & Anthropology* 38(4): 37–53.

Cai, Shangyao. 2004."From Footbinding to Cosmetic Surgery."*Shanghai Star*. August 5. At http://app1.chinadaily, com. cn/star/2004/0805/V03-3. html accessed July 20, 2008.

CCTV(China Central Television). 2007. “人体增高术”制造断骨噩梦 (Renti Zenggao Shu: The Nightmare of Broken Bones). 每周质量报告 (*Weekly Quality Report*). April 1. Text of the TV program available at http://news.cctv.com/society/20070401/100866.shtml accessed October 2, 2008.

Chan, Royston. 2009. “Barbie Opens First Flagship Store in Shanghai.” *Reuters*. March 6. At http://www.reuters.com/article/lifestyleMolt/idUSTRE5255CR20090306 accessed August 21, 2009.

Chapkis, Wnedy. 1988. *Beauty Secrets: Women and the Politics of Appearance*. London: The Women’s Press.

Chen, Bonnie. 2009. “Farewell My Concubine.” *The Standard*. September 16.

Chen, Huanran（陈焕然）. 2004. 美丽无所谓 ?(Does Beauty Matter?) 北京：线装书局 (Beijing: Thread-binding Books Publishing House).

Chen, Si. 2003. “A Chinese Pamela Anderson?” *Beijing Today*. December 19. At http: //bjtoday.ynet.com/article.jsp?oid=2842282εtpageno=2 accessed March 3, 2008.

Chen, Tina Mai. 2003. “Proletarian White and Working Bodies in Mao’s China.” *Positions: East Asia Cultures Critique* 11(2): 361–93.

Chen, Wen. 2005. “Beauty Lies in the Hands of the Spender.” *Beijing Review*. At http://www.bjreview.cn/EN/En-2005/05-24-e/china l.htm accessed May 23, 2008.

China Beauty and Fashion News（中国美容时尚报）. 2007. 国内外众专家“异论”大 S“美白针”(Experts Questioned Da S’s Whitening Injection). March 21. At http://blog.sina.tom.cn/s/blog_47768d41010008vi.html accessed September 20, 2009.

China Daily. 2003a. “Beijing Woman’s Duckling-to-Swan Journey ‘Worth it’.” November 9.At http://www.chinadaily.com.cn/en/doc/2003—11/09/content_279872.htm accessed March 16, 2008.

——. 2003b. “Eyes of the Beholder.” November l3.At http: //www.chinadaily.com.cn/en/doc/2003—11/13/content_281225.htm accessed August 20, 2009.

2004a. “Beefcake Competition Held.” March 15. At http://www.chinadaily. com.cn/english/doc/2004—03/15/content_314812.htm accessed August 23, 2009.

——. 2004b. “China Braces for First Miss Plastic Surgery.” December 17. At http://www.chinadaily.com.cn/english/doc/2004—12/17/content_401180.htm accessed

August 21, 2009.

——. 2004c. "Made-for-Order Beauty in Dispute." August 28. At http://www.chinadaily.com.cn/english/doc/2004—08/28/content_369772.htm accessed July 3, 2007.

——. 2006. "Facing Tough Job Market, Students Seek an Edge by Going under the Knife." August 26, P. 1.

China POPIN. 2001. 人口信息快讯 (*Population Express*)12.At http://www. cpirc.org.cn/rkkx/2001_12.htm accessed August 21, 2007.

Chosun Ilbo. 2005a. "Chinese Mainland in Thrall to 'Daejanggeum:" September. 30. At http://english.chosun.com/w21data/html/news/200509/200509300015.html accessed August 21, 2009.

——. 2005b. "Korea Becomes Regional Plastic Surgery Hub." September 16. At http://english.chosun.com/w21data/html/news/200509/200509160022.html accessed August 21, 2009.

CNN. 2002. "Obasanjo Blames Media for Miss World Riots." November 26. At http://archives.cnn.com/2002/WORLD/africa/11/26/riots.obasanjo/index.html accessed July 20, 2008.

Conniew. 2002. "Creator of Barbie, a Doll with Breasts, Dies." *Free Dominion*. At http://www.freedominion.ca/phpBB2/Viewtopic.php?nomobile=1εt=1 εtt=2147 accessed February 26, 2012.

Coonan, Clifford. 2004. "China Girl is cut out to be a Plastic Beauty Queen." *Times Onlline*. December. 20. At http://www.timesonline.co.uk/tol/news/world/article404378.ece accessed April 5, 2008.

——. 2006. "Long Legs Remain Fantasy for Chinese." *China Daily*. November 6.At http://www.chinadaily. com.cn/china/2006—11/06/content_725549.htm accessed October 2, 2008.

Cosmetic Surgery Times. 2004. "Reality TV Show Promotes Plastic Surgery." April 30. At http://cosmeticsurgerytimes.modernmedicine.com/cosmeticsurgerytimes/article/articleDetail.jsp?id=93908 accessed August 21, 2009.

Dang, Fangli（党芳莉）, and Zhu Jin（朱瑾）. 2005. "20世纪上半叶月份牌广告画中的女性形象及其消费文化" (Female Images and Their Consumption

Culture in the Monthly Pictures of Billboards in the First Part of the Twentieth Century). 海南师范学院学报（社会科学版）(*Journal of Hainan Normal University* (*Social Science*))77(18): 130–43.

Davis, Deborah S., ed. 2000. *The Consumer Revolution in Urban China*. Berkeley: University of California Press.

Davis, Kathy. 1995. *Reshaping the Female Body: The Dilemma of Cosmetic Surgery*. New York: Routledge.

——. 2003. *Dubious Equalities and Embodied Differences: Cultural Studies on Cosmetic Surgery*. Lanham: Rowman and Littlefield.

Deng Xiaoping（邓小平）. 1989. 邓小平文选第 1 卷 (*The Selected Works of Deng Xiaoping, Vol. I*), P. 323. 北京：人民出版社 (Beijing: People's Publishing House).

Diandian（点点）. 2006. 人造美女小心泄密 (Artificial Beauties, Don't Let Secrets Get Out). 时尚 . 伊人 (*Cosmopolitan*)May, P. 320.

Ding, Lan（丁岚）. 2007. 人体模特整容保饭碗 (Nude Model Undergoing Cosmetic Surgery to Keep Job). 现代快报 (*Modern Express*). July 25, B5.

Ding, Shaoyan（丁少彦）.2006. 美女迷思的政治经济 (The Political Economy of Beauty). 中国女性主义 (*Feminism in China*)7: 88–94.

Donald, ed. 2004. "Beauty Industry Makes up Pretry Prospect." *News Guangdong*. At http://newsgd.com/business/prospective/200411090019.htm accessed October 2, 2008.

Dong, Xiaoyuan.2003. "China's Urban Labor Market Adjustment: A Summary of Literature Review." A working paper for World Bank, July. University of Winnipeg, Winnipeg, Canada. At http://info.worldbank.org/etools/docs/library/152365/%288%29%20Dong_Labor%20Market%20Adjustment_summary.pdf accessed October 23, 2008.

Douglas, Mary.1996 [1970]. *Natural Symbols: Explorations in Cosmology*, pp. 69–87. London and New York: Routledge.

Etcoff, Nancy. 2000. *Survival of the Prettiest: The Science of Beauty*. London: Abacus Books.

Evans, Harriet.1997. *Women and Sexuality in China: Dominant Discourses of Female Sexuality and Gender since 1949*. Cambridge: Polity Press.

——. 2000. “Marketing Femininity: Images of the Modern Chinese Woman.” In Timothy B.Weston and Lionel M.Jensen.eds., *China beyond the Headlines*, pp.217–44. Lanham, MD: Rowman and Littlefleld Publishers.

EverCare.2008. “Recruiting Image Ambassadors for EverCare.” At http://bbs.evercare.com.cn/thread-1264–1–1.html accessed August 2, 2008.

Fairclough, Gordon.2005. “Asian Idol.” *The Wall Street Journal*, October 21.At http://online.wsj.com/article/SB112985826359775252.html?mod=At-Leisure-Main accessed August 21, 2009.

Farquhar, Judith.2002. *Appetites: Food and Sex in Post-Socialist China*. Durham: Duke University Press.

Farrer, James. 2002. *Opening Up: Youth Sex Culture and Market Reform in Shanghai*. Chicago: University of Chicago Press.

——. 2010. “A Foreign Adventurer’s Paradise? Interracial Sexuality and Alien Sexual Capitalin Reform Era Shanghai.” *Sexualities* 13(1): 69–95.

Featherstone, Mike.1991. “The Body in Consumer Culture.” In Mike Featherstone, Mike Hepworth and Bryan S. Turner, eds., *The Body: Social Process and Cultural Theory*. pp. 170–96. London: Sage Publications.

Foo, Roy C., Warren D.Widmann, and Mark A.Hardy. 2006. “Jerome P. Webster.” *Current Surgery* 63(1): 27–30.

Foucault, Michel. 1979.Trans., Alan Sheridan. *Discipline and Punish: The Birth of the Prison*. New York: Vintage Books.

Friess, Steve.2003. “In China, Cosmetic Surgery on the Rise.” *San Francisco Chronicle*. At http://www.stevefriess. com/archive/bostonglobe/chinaplastics.htm accessed March13, 2008.

Fu, Sheng（傅盛）. 2004. 男色潮流“都市玉男”走俏（“Dushi yu nan” Leading in Male Fashion). 深圳都市报 (*Shenzhen Metropolis Daily*).October 20.At http://www. southcn.com/lady/man/pinwei/200410200470. htm accessed August 2, 2008.

Gaetano, Arianne M., and Jacka, Tamara, eds., 2004. *On the Move: Women and Rural-to-Urban Migration in Contemporary China*. New York: Columbia University Press.

Gao, Yunxiang. 2006. “Nationalist and Feminist Discourses on *Jianmei*(Robust

Beauty)during China's 'National Crisis' in the 1930s." *Gender and History* 18(3): 546–73.

Gavard, Sandra. 1997. "Maybe She's Born with It... Maybe It's Photoshop: Image Manipulation and the Simulation of Women." At http://sandra, oundjian.com/content/levin.htm accessed November 20, 2009.

Gennep, Arnold van. 1960 [1909]. *The Rites of Passage*. London: Routledge εt Kegan Paul.

Giddens, Anthony. 1991. *Modernity and Self-Identity: Self and Society in the Late Modern Age*. Cambridge: Polity Press.

Gilman, Sander L.1999. *Making the Body Beautiful: A Cultural History of Aesthetic Surgery*. Princeton, NJ: Princeton University Press.

Gimlin, Debra.2000. "Cosmetic Surgery: Beauty as Commodity." *Qualitative Sociology* 23(1): 77–98.

——.2004. "Cosmetic Surgery: Paying for Your Beauty." In Laurel Richardson, Verta Taylor and Nancy Whittier, eds., *Feminist Frontiers*, pp. 94–109. Boston: McGraw-Hill.

Good Housekeeping（好管家）. 2006. 不整不光荣 (No Cosmetic Surgery, No Glory). March, p.52.

Green.Adam Isaiah.2008. "The Social Organization of Desire: The Sexual Fields Approach." *Sociological Theory* 26: 25–50.

Guan, Delai（关德来）. 2003. 给"青少年整容热"撤撤火 (Let's Cool down Adolescent Craze for Cosmetic Surgery). 天津日报 (*Tianjin Daily*), December 21.

Guo, Jianfeng（郭剑烽）. 2008. "来自互联网"纯属信口开河（"News from the Internet" is just Running off at the Mouth). 新民晚报 (*Xinmin Evening News*), February 20, A3.

Guo, Jianfeng（郭剑烽）, Fan Xiaofeng（范小锋）and Cai Renhua（蔡仁华）. 2008. 上海今起招募奥运颁奖小姐 (Shanghai Started to Recruit Ceremony Hostesses of the Olympics). 新民晚报 (*Xinmin Evening News*), February 13, A01–A02.

Haiken, Elizabeth. 1997. *Venus Envy: A History of Cosmetic Surgery*. Baltimore and London: The John Hopkins University Press.

Hakim, Catherine. 2010. "Erotic Capital." *European Sociological Review* 26(5):

499–518.

Hanser, Amy. 2005. "The Gendered Rice Bowl: The Sexual Politics of Service Work in Urban China." *Gender and Society* 19(5): 581–600.

——. 2008. *Service Encounters: Class, Gender, and the Market for Social Distinction in Urban China*. Stanford.CA: Stanford University Press.

Hao, Lulu（郝璐璐）. 2004. 我为自己做主 (*I Make Decisions for Myself*). 北京：华艺出版社 (Beijing: Huayi Publication House).

Harbin Daily（哈尔滨日报）. 2002. 医生告诫：中学生整容为时尚早 (Warning from Surgeons: It's Too Early to Undergo Cosmetic Surgery for High School Students). March 26.

He, Hui（何辉）, and Liu Dan（刘丹）. 2007. 教师带队30女人欲整形求职(Teachers Leading a Team of 30 Students Seeking Cosmetic Surgery for Job Application). 长江时报 (*Changjiang Times*), December 7, B11.

Hershatter, Gail. 2004. "State of the Field: Women in China's Long Twentieth Century." *Journal of Asian Studies* 63(4): 991–1065.

Hooper, Beverley. 1994. "Women, Consumerism and the State in Contemporary China." *Asian Studies Reviews* 17(3): 73–84.

——. 1998. "'Flower Vase and Housewife': Women and Consumerism in Post-Mao China." In Krishna Sen and Maila Stivens, eds., *Gender and Power in Affluent Asia*, pp. 167–93. London: Routledge.

Hsu, Hsi-Yuan (Xu Xiyuan or Da S 许熙媛）. 2007. 揭发女明星：美容大王 2 (*Female Celebrities Exposed: Beauty Queen* 2). 北京：当代世界出版社 (Beijing: Contemporary World Press).

Hu, Xiaobu. 2000. "The State, Enterprises and Society in Post-Deng China." *Asian Survey* 40(4): 641–57.

Huang, Yingying, Gail E. Henderson, Pan Suiming and Myron S. Cohen.2004. "HIV/AIDS Risk among Brothel-Based Female Sex Workers in China: Assessing the Terms, Content, and Knowledge of Sex Work." *Sexually Transmitted Diseases* 31(11): 695–700.

Hung, Eva P.W., and Stephen W.K.Chiu.2003. "The Lost Generation: Life Course Dynamics and Xiagang in China." *Modern China* 29(2): 204–36.

Inda, Jonathan Xavier and Renato Rosaldo. 2002. "A Worid in Motion." In Jonathan Xavier Inda and Renato Rosaldo, eds., *The Anthropology of Globalization*, pp. 1–34. Malden.MA: Blackwell.

The Independent. 2009. "Men to Drive Chinese Beauty Industry." 26 November.At http://www.independent.co.uk/life-style/fashion/news/men-to-drive-chinese-beauty-industry-1828045.html accessed June 25, 2011.

Jacka, Tamara. 2006. *Rural Women in Urban China: Gender, Migration and Change*. Armonk, NY: M. E. Sharpe, Inc.

Jeffreys, Elaine. 2004. *China, Sex and Prostitution*. London and New York: Routledge.

Jesús. Attilio. 2005. "China's New Faces." At http://mondediplo.com/2005/06/17 beauty accessed August 21, 2009.

Ji, Shaoting and Ai Fumei. 2008. "Chinese College Beauties Leave Boot Camp to be Olympic Hostesses." *Xinhua News Agency*. July 23.At http://news.xinhuanet.com/english/2008—07/23/content 8756012.htm accessed June 20, 2009.

Jiang, Xiuhua（姜秀花）. 2003. 对女性身体再造行为的文化评析 (A Cultural Analysis on the Reshaping of Woman's Body). 妇女研究论丛 (*Collection of Women's Studies*)3: 37–46.

——. 2004. "Healthy is Beautiful: Analysis of Women Rejuvenating their Bodies through Weight Loss and Cosmetology." *Women of China* 8: 64–65.

Jiang, Yunxiao（姜云霄）. 2001. "整容求职"有必要吗 (Is It Necessary to Undergo Cosmetic Surgery for Job Application). 光明日报 (*Guangming Daily*). June14.

Johansson, Perry. 1998a. "Chinese Women and Consumer Culture Discourses on Beauty and Identity in Advertising and Women's Magazines; 1985—1995." Ph.D. Dissertation.Stockholm: Institute of Oriental Languages, Stockholm University.

——. 1998b. "White Skin, Large Breasts: Chinese Beauty Product Advertising as Cultural Discourse." *China Information* XIII(2/3): 59–84.

Kawazoe, Hiroko. 2004. "Futsu o nozomu no hito tachi" (People Who Aspire to be "Ordinary"). In T. Uchitakuya, M. Ikuko, and Hideo, eds., *Gendai iro no minzoku-shi*(*Ethnographic Research in Contemporary Medicine*), pp. 87–121. Tokyo: Akashi Shoten.

Knight, John, and Jinjun Xue. 2006."How High Is Urban Unemployment in China?" *Journal of Chinese Economic and Business Studies* 4(2): 91–107.

Kong, Fanku（孔繁枯）.2000. 我国整形外科溯源及其早年发展概况 (Probing the Origin of Plastic Surgery and its Early Development in China). 中华医史杂志 (*Chinese Journal of Medical History*) 30(3): 138–40.

Kraemer. Heike. 2008. "Between Socialism and Commerce: Outdoor Advertising in the People's Republic of China 1996—1999." Ph.D. Dissertation. Hamburg: University of Hamburg.

Kristof, Nicholas D.1987. "In China, Beauty is a Big Western Nose." April 29.At http://www.nytimes.com/1987/04/29/garden/in-china-beauty-is-a-big-western-nose.html accessed August 2l, 2009.

Kuo.Kaiser. 2005. "Korean Wave Hits China." *The Wall Street Journal*. October 21. At http://online.wsj.com/article/SB112985906837075272.html accessed August 2l, 2009.

Kuperberg, Arielle. 2003. "Westernization and Women's Bodies: An Analysis of Chinese Magazines." . Paper presented at the annual meeting of the American Sociological Association, Atlanta Hilton Hotel, Atlanta, GA, August 16. At http://www.allacademic.com/meta/p107924_index.html accessed May 16, 2009.

Lan, Xinzhen. 2004. "Foreign Investment Just the Right Medicine." *Beijing Review*, August. At http://www.bjreview.cn/EN/200408/Nation-200408(C).htm accessed August 21, 2009.

Lang, Graeme and Josephine Smart. 2002. "Migration and the 'Second Wife' in South China: Toward Cross-Border Polygamy." *The International Migration Review* 36(2): 546–69.

Latham, Kevin. 2002. "Rethinking Chinese Consumption." In C. M. Hann, ed., *Postsocialism: Ideals, Ideologies and Practices in Eurasia*, pp. 217–37. London: Routledge.

Legge, James(trans.). 1899. *The Sacred Books of the East: The Texts of Confucianism*, 2nd ed. Oxford: Clarendon Press.

Li, Eric P.H., Hyun Jeong Min, Russell W. Belk, Junko Kimura, and Shalini Bahl. 2008. "Skin lightening and Beauty in Four Asian Cultures." *Advances in Consumer Research Volume* 35: 444–49.

Li, Mei（李梅）, and Wang Yuting（王雨婷）. 2002. 学生假期整容热 (Students Craze for Cosmetic Surgery in Vacation). 北京晨报 (*Beijing Morning Post*). August 24.

Li, Qian. 2006. "7 in 10 Beauty Parlors Practice Illegal Plastic Surgery." *China Daily*, August18.At http://www.chinadaily.com.cn/china/2006—08/1 8/content_668420. htm accessed July 3, 2008.

Li, Shiqiao. 2006. "The Body and Modernity in China." *Theory, Culture & Society* 23(2–3): 472–74.

Li, Xiaoping. 1998. "Fashioning the Body in Post-Mao China." In Anne Brydon and Sandra Niessen, eds., *Consuming Fashion: Adorning the Transnational Body*, pp. 71–89. Oxford, UK; New York: Berg.

Liang, Justin. 2007. "'Beauty Diplomacy': Buttressing China's Soft Power Arsenal?" *Opinion on Asia*. December 12. At http://opinionasia.com/ButtressingChinas SoffPowerArsenal accessed October 28, 2008.

Light, Richard.2001. "The Body in the Social World and the Social World in the Body: Applying Bourdieu's Work to Analyses of Physical Activity in School." Paper presented at the Australian Association for Research in Education Annual Conference, December 2–6. At http://www.aare.edu.au/01pap/lig01450.htm accessed July 20, 2008.

Lin, Juren（林聚任）and Zhao Ping（赵萍）. 2000. 行业与职业中的性别隔离状况分析一以山东省为例 (The Analysis of Gender Segregation in Industries and Occupations-A Case Study of Shandong Province). 妇女研究论丛 (*Collection of Women's Studies*)4: 14–17.

Liu, Bohong（刘伯红）. 1995. 中国女性的就业结构 (Employment Structures of Chinese Women). 社会学研究 (*Sociological Studies*)2: 42–51.

Liu, Dezhong（刘德中）and Niu Bianxiu（牛变秀）. 2000. 中国的职业性别隔离与女性就业 (The Occupational Gender Segregation and Women's Employment in China). 妇女研究论丛 (*Collection of Women's Studies*)4: 18–20.

Liu, Hailan（刘海兰）, 2005. 上流社会美容快餐 (Fast-food Cosmetic Procedures in an Upper-Class Society). 时尚芭莎 (*Harper's Bazaar*). February. At http://www.trends.com.cn/beauty/f/1_20422.htm accessed September 23, 2008.

Liu, Hong（刘虹）. 2002. 中学生寒假整容渐成风医生说青少年整容弊多益少 (High Shool Students Busy with Cosmetic Surgery in Winter Vacation, Surgeon Warning of the Disadvantage over Advantage). 哈尔滨日报 (*Harbin Daily*). March 5.

Liu, Jie. 2004. "Investors Lured by Call of Siren." *China Daily*. February 5. At http://www.chinadaily.com.cn/en/doc/2004—02/05/content_303357.htm accessed August 21, 2009.

Liu, Xiaofing（刘小京）. 1994. 农村妇女走出土地：趋势、机遇、问题 (Rural Women Walking out of the Glebe: Trends, Opportunities, and Problems) 妇女研究论丛 (*Collection of Women's Studies*)4: 39–42.

Long, Hongxiang（龙鸿祥）and Liu Jia（刘嘉）. 2006. 人造美女的文化反思 (Cultural Reflection on Artificial Beauties). 南通大学学报（社会科学版）(*Journal of Nantong University* [*Social Science*])22(6): 99–102.

Lu, Milton. 1982. "History of Plastic Surgery in China." *Plastic and Reconstructive Surgery* 70(2): 273–274.

Luard, Tim. 2003." China Warms to Miss World." *BBC News*. *December* 2. At http:// news.bbc.co.uk/2/hi/asia-paciflc/3235850.stm accessed July 20, 2008.

Man, Kit Wah. 2000. "Female Bodily Aesthetics, Politics, and Feminine Ideals of Beauty in China." In Peggy Zeglin Brand, ed., *Beauty Matters*, pp.169–96. Bloomington and Indianapolis: Indiana University Press.

Mathews, Gordon. 2000. *Global Culture/Individual Identity: Searching for Home in the Cultural Supermarket*. London: Routledge.

Mattel. 2008. "Mattel Repots 2008 Financial Results." At http://investor.share-holder.com/mattel/releasedetail.cfm?releaseid=362525 accessed September 26, 2009.

Miller, Laura. 2006. *Beauty Up: Exploring Contemporary Japanese Body Aesthetics*. Berkeley: University of California Press.

Ministry of Education of the People's Republic of China. 1990—2007. 全国教育事业发展统计公报，1990—2007(Statistical Bulletin for National Educational Development, 1990—2007). At http://www.edu.cn:80/jiao_yu_fa_zhan_498/ accessed October 2, 2008.

Moore, Malcolm.2009. "The World's First Barbie Store is a Work of Genius."

Telegraph Blogs. March 9. At http://blogs.telegraph.co.uk/malcolmmoore/blog/2009/03|09/the_worlds_first_barbie_store_is_a_work_of_genius accessed July 20, 2009.

Morgan, Kathryn Pauly. 1991 "Women and the Knife: Cosmetic Surgery and the Colonization of Women's Bodies." *Hypatia* 6(3): 25–53.

Morris, Andrew. 2000. "'To Make the Four Hundred Million Move' : The Late Qing Dynasty Origins of Modern Chinese Sport and Physical Culture." *Comparative Studies in Society and History* 42(4): 876–906.

Musiclin. 2007. 都市玉男的魅惑 (Charms of *Dushi yu nan*). 城色 *Cityin*. October 25. At http://cityin.dzwww.com/xlkj/200710/t20071025_2555857.htm accessed August 2, 2008.

News of the Communist Party China. 2007. 大跃进中"拔白旗、插红旗"运动始末 (*Ba baiqi, cha hongqi* Campaign in Great Leap Forward). October 8. At http://cpc.people.com.cn/GB/64162/64172/85037/85039/6345589. html accessed September 22, 2009.

Ng, Chun Bong. 1994. *Chinese Women and Modernity*: *Calendar Poster of the 1910s-1930s*. Hong Kong: Joint Publishing Hong Kong.

Ni, Baochun (Nyi, Pao Chun). 1934. "Repair of Hare Lip under Bilateral Infra-Orbital Block at the Inffa-Orbital for Amina." *Chinese Medical Journal* XLVIII: 373.

Ni, Ching-Ching. 2005. "Stature of Limitations in China." *Los Angeles Times*. March 31.

Norton, Kevin I., Timothy S. O1ds, Scott Olive, and Stephen Dank. 1996. "Ken and Barbie at Life Size." *Sex Roles*: *A Journal of Research* 34(3/4): 287–94.

Olesen. Alexa. 2007. "New Wealth Buys Makeovers in China." *Associated Press*. March 11. At http://www.washingtonpost.com/wp-dyn/content/article/2007/03/11/AR2007031100323.html accessed August 21, 2009.

Oriental Horizon. 2005. 调查显示近三成女性为了美满婚姻进行整容 (The Investigation Showing Almost Thirty Percent of Women Undergoing Cosmetic Surgery for Marriage). CCTV & Sina.October 20.At http://news.sina.com.cn/s/2005—10-20/20598066708.shtml accessed September 9, 2008.

Oriental Morning Post. 2005. 千万富翁在沪征婚 5000 报纸发往高校 (Millionaire

Seeking Wife in Shanghai, 5,000 Copies of Newspaper Distributing to Universities). November 23.

Ouellette, Alicia. 2009. "Eyes Wide Open: Surgery to Westernize the Eyes of an Asian Child." *Hastings Center Report* 39(1): 15–18.

OWW. 2008. "OWW Invests in Medical Aesthetic Services Provider Beijing Evarcare." *OWW Investment Quarterly*. At http://www.oww.com.sg/Investment%20 Quarterly/OWW%20Investment%20Quarterly%20-3Q08.pdf accessed February 22, 2012.

Pakistan Times. 2004. "55th 'Miss Worid' Contest in China Next Year," December 4. At http://pakistantimes.net/2004/12/04/top 10.htm accessed August 23, 2008.

People's Daily. 2003a. "Beauty Contests Emerge from Underground in China." October 31. At http://english.people.com.cn/200310/31/eng20031031-127337. shtml accessed July 22, 2008.

——. 2003b. "China Opens Doors for Miss World Contest." December 6.At http:// english. peopledaily.com.cn/200312/06/eng20031206_129814.shtml accessed July 22, 2008.

——. 2006. "Facing Tough Job Market, Students Seek an Edge by Going under the Knife." August 26.At http://english.peopledaily.com.cn/200608/26/ eng20060826297042.html accessed September 18, 2008.

Pierson, David. 2011. "Barbie Closes Shop in China." *Los Angeles Times*.8 March. At: http://articles.latimes.com/2011/mar/08/business/la-fi-asia-barbie-20110308 accessed February 27, 2012.

Pietras, Jamie. 2004. "Chinese Plastic Surgery Pageant Draws Criticism." *Cosmetic Surgery Times*. November 1. At http://mediwire.skyscape.corn/main/Default. aspx?P=Content εt ArticleID=138121 accessed February 25.2009.

Reischer, Erica and Kathryn S. Koo. 2004. "The Body Beautiful: Symbolism and Agency in the Social World." *Annual Review of Anthropology* 33: 297–317.

Ren, Changqing（任常青）and Gui Jie（桂杰）. 2003. 女大学生整容热 (College Girls' Craze for Cosmetic Surgery). 中国青年报 (*China Youth Daity*), December 19.

Ritzer, George. 1997. *Postmodern Social Theory*. New York: McGraw-Hill.

Rofel, Lisa. 1999. *Other Modernities*: *Gendered Yearnings in China after Socialism*.

Berkeley: University of California Press.

Rong, Jiaojiao, and Wen Chihua. 2003. "Desperately Seeking Beauty." *The Hindu Business Line* (Internet Edition). November 3. At http://www.thehindubusinessline.com/life/2003/11/03/stories/2003110300050100.htm accessed October 2, 2008.

Rosen, Christine. 2004. "The Democratization of Beauty." *The New Atlantis: A Journal of Technology & Society* 5(Spring): 19–35.

Rosenthal, Elisabeth. 1998. "In China, 35+ Female=Unemployable." *New York Times*. October13. pp. Al and A8.

Schein, Louisa. 1994. "The Consumption of Color and the Politics or White Skin in Post-Mao China." *Social Text* 41: 141–64.

Searchina（新秦调查）. 2006. 中国大众对整容的看法分析 (The Analysis of Chinese People's Attitudes towards Cosmetic Surgery). February 15.At http://report. searchina.net.cn/art/view27_3.htm accessed August 21, 2009.

Settle, Edmund. 2004. "Legalise Prostitution in China." *South China Morning Post*. July 29.

Shakespeare, William. 1994. *Hamlet*. Boston/New York: Bedford/St.Martin's.

Shanghai Daily. 2004. "Students Splash Cash on Looks for Jobs." October 20.

——. 2005. "Cosmetic Surgery not Last Straw for Decent Jobs. May 26

Shao, Da and Daragh Moller. 2003. "A Deep Look into China's Facelift Industry." China. org.cn, December 10. At http://www.china.org. cn/english/2003/Dec/82083.htm accessed January 8, 2007.

Shilling, Chris 2003 [1993]. *The Body and Social Theory*. 2nd ed.London;Thousand Oaks, CA: Sage.

——. 2004. "Physical Capital and Situated Action: A New Direction for Corporeal Sociology." *British Journal of Sociology of Education* 25(4): 473–87.

Simpson, Mark.1994. "Here Come the Mirror Men." *The Independent*. 15 November. At http://www.marksimpson.com/pages/journalism/mirror_men.html accessed June 26, 2011.

Sina Blog. 2008. "My Star," At http://blog.sina.com.cn/lm/zt/2008mystar.html accessed February 27, 2010.

Smyth, Russell, Zhai Qinggou, and Wang Jing. 2001." Labor Market Reform in China's State-owned Enterprises: A Case Study of Post-Deng Fushun in Liaoning Province." *New Zealand Journal of Asian Studies* 3(2): 42–72.

Song, Shutao.2007. "China Reports Growing Number of Magazine Titles." At http://news.xinhuanet.com/english/2007—11/17/content_7095198.htm accessed June 12, 2008.

Soo, Kwok Tong.2008. "Urban Graduate Unemployment and University Reform in China." ICS Working Paper no. 2008—5. Institute of China Studies, University of Malaya. At http://ccm.um.edu.my/umweb/ics/workingpaper/2008—5.pdf accessed October. 2, 2008.

Sullivan, Deborah A. 2001. *Cosmetic Surgery: The Cutting Edge of Commercial Medicine in America*. New B runswick,NJ: Rutgers University Press.

Sun, Ming. 2003. "Seeking Perfect Beauty." *Beijing Today*, August 8.At http://bjtoday. ynet. com/article.jsp?oid=2480184 εt pageno=6 accessed 21 July 2007.

Tam, Siumi Maria.1996. "Normalization of 'Second Wives' : Gender Contestation in Hong Kong." *Asian Journal of Women's Studies* 2: 113–32.

Tan, Chee-Beng. 2002. Review of *Appetites: Food and Sex Post-Socialist China* by Judith Farquthar(Durham: Duke University Press). *China Review* 2(2): 141–44.

Tan, Lin（谭琳）, and Bu Wenbo（卜文波）.1995. 中国在业人口职业、行业性别隔离状况及成因 (Occupational Status and Causes of Occupational Gender Segregation among Employed Population in China). 妇女研究论丛 (*Collection of Women's Studies*)1: 24–28.

Tang, Jingwen（唐静文）. 2005. 用女性主观点解读"人造美女"现象 (Interpret "Artificial Beauty" from a Feminist Perspective). 云南财贸学院学报 (*Journal of Yunnan Finance and Economics University*)20(5): 153–54.

The Telegraph. 2009. "Chinese Women Confuse Immigration Officers after Cosmetic Surgery." August 12.At http://www.telegraph.co.uk/news/newstopics/howaboutthat/6016153/Chinese-women-confuse-immigration-officers-after-cosmetic-surgery.html accessed September 26, 2009.

Urla, Jacqueline, and Alan C.Swedlund. 1995. "The Anthropometry of Barbie: Unsettling Ideals of the Feminine Body in Popular Culture." In Jennifer Terry and Jacqueline Urla, eds., *Deviant Bodies: Critical Perspectives on Difference in Science and Popular Culture*, pp. 277–313. Bloomington: Indiana University Press.

Van Gennep, Arnold. 1960 [1909]. *The Rites of Passage*. London: Routledge. (Original French edition: *Les Rites de Passage*, 1909.)

Virchow, R. 1848. "Die ofientliche Gesundh heitspflege." *Medizinische Reform* 5:21.

Wang, Feng. 2000. "Gendered Migration and the Migration of Genders in Contemporary China." In Barbara Entwisle and Gail E. Henderson, eds., *Re-Drawing Boundaries: Work, Households, and Gender in China*, pp. 231–44. Berkeley, Los Angeles, and London: University of California Press.

Wang. Li. 2007. "A Long Road towards Equal Employment for Women." *Womenwatch-china*. At http://www.womenwatch-china.org/article.asp?id=1682 accessed September 9, 2008.

Wang, Lianzhao（王连召）. 2005. 中国医学美容整形机构营销战略研究 - 以北京西山整形医院为例 (Research on Marketing Strategies of Cosmetic and Plastic Institutions in China-Case Study: Beijing Xishan Plastic Hospital). 专业硕士学位论文 (Master Degree Thesis). 中国人民大学 (Renmin University of China).

Wang, Wei（王帏）. 2000. 新世纪发展我国美容整形外科事业的思考 (Thoughts on the Development of the Plastic and Cosmetic Surgery in China in the New Century). 实用美容整形外科杂志 (*Journal of Practical Aesthetic and Plastic Surgery*)11(5): 225–26.

——. 2002. 追求完美——发展我国美容整形外科事业的再思考 (The Pursuit of Perfection-Rethinking the Development of Plastic and Cosmetic Surgery in China). 中华医学美学美容杂志 (*Chinese Journal of Medical Aesthetics and Cosmetology*)8(1): 5–6.

——. 2003. 纪念宋儒耀教授 (Commemoration for Professor Song Ruyao). 中华医学美学美容杂志 (*Chinese Journal of Medical Aesthetics and Cosmetology*) 9(5): 261–62.

——. 2007. 中国整形美容外科的历史和发展（The History and the Development of Chinese Plastic and Cosmetic Surgery). 中华医学美学美容杂志 (*Chinese Journal of Medical Aesthetics and Cosmetology*)13(1): 50–52.

Wang, Xiaohua(王晓华). 2003. 招聘职位的性别规定——两性阶层分化的起点 (Sex Provisions in Headhunting-A Starting Point of Stratification between Sexes). 妇女研究论丛 (*Collection of Women's Studies*)Supplement Series: 55–58.

Wang, Xiaonan（王晓楠）. 2005. 整容：美了多少，毁了多少 (Cosmetic Surgery: How Many Faces has been Beautified. How many Faces has been Deformed). 外滩画报 (*The Bund*). April 6. At http://sh.eastday.com/eastday/shnews/nodC42337/nodC42418/node42425/node55653/userobjectlail020830.htmlaccessed May 24, 2007.

Wang, Yanhui（王艳辉）and Cui Yiqin（崔翼琴）. 2001. 暑期学生热衷整容，上海医院整形科生意兴隆 (The Craze for Cosmetic Surgery among Students in Summer Vacation, the Boom of Cosmetic Surgery Business among Cosmetic Surgery Clinics and Hospitals in Shanghai). 新浪新闻 (*Sina News*). July 26. At http://news, sina.com.cn/s/2001—07—261313234.html accessed September 12, 2008.

Wang, Yanmeng（王砚蒙）. 2005. "人造美女" 社会性别解析 (An Analysis of the Social Gender of "Aliificial Beauty"). 昆明理工大学学报 (*Journal of Kunming University of Science and Technology*)5(1): 29–32.

Wang, Zhen. 2003. "Gender, Employment and Women's Resistance." In Elizabeth J.Perry and Mark Selden, eds., *Chinese Society: Change, Conflict and Resistance*, pp. 158–82. London and New York: Routledge.

Wang, Zhen（王震）. 2008. 乡城流动工人性别职业隔离问题研究 (Empirical Study on Gender Occupational Segregation of Rural-Urban Migrant Workers in China). 中国社会科学院研究生院学报 *(Journal of Graduate School of Chinese Academy of Social Science*)165(3): 67–71.

Watson, Ruble S. 1991. "Afterword: Marriage and Gender Inequality." In Ruble Watson and Patricia Ebrey eds., *Marriage and Inequality in Chinese Society*, pp.348–68. Berkeley: University of California Press.

Watson, Rubie S., and Patricia Buckley Ebrey,eds. 1991. *Marriage and Inequality in Chinese Society*. Berkeley: University of Callfornia Press.

Weaver, Rose. 2003. "Cosmetic Surgery Booming in China." CNN. November 6. At http://edition.cnn.com/2003/WORLD/asiapcf/east/11/06/china.cosmetic.surgery/accessed August 21, 2009.

West, Kasey. 2003. "Chinese Beauty through the Changes of Time." At http://www. beautyworlds.com/beautychinese.htm accessed August 21, 2009

Wijsbek, Henri. 2000. "The Pursuit of Beauty: the Enforcement of Aesthetics or a Freely Adopted Lifestyle?" *Journal of Medical Ethics* 26(6): 454–58.

Winterman, Denise. 2009. "What Would a Real Life Barbie Look Like?" *BBC News Magazine*. March 6. At http://news.bbc.co.uk/2/hi/uk_news/magazine/7920962.stm accessed August 21, 2009.

Wolf, Naomi. 1991. *The Beauty Myth: How Images of Beauty are used Against Women*. New York: William Morrow and Company, Inc.

Wolf, Susan. 1990. *Freedom within Reason*. New York: Oxford University Press.

Wolputte, Van Steven. 2004. "Hang On To Your Self: Of Bodies, Embodiment, and Selves." *Annual Review of Anthropology* 33: 251–69.

Women of China. 2007. "Miss World 2007 Wants to Help People in Need." December 4. At http://www.womenofehina.cn/Profiles/Others/200608.jsp accessed June 23, 2008.

Women's Studies Center of Peking University. 2005. "Career, Marriage: What Do Chinese Men and Women Expect? A Survey on Contemporary Chinese People's Views on Gender Role." *Women of China* 7: 70–73.

Wong, Linda, and Ngok Kinglun. 1997. "Unemployment and Policy Responses in Mainland China." *Issues and Studies* 33(1): 43–63.

World Bank. 2003. "Women and Men in the China's Labor Market-Trends and Issues." At http://info.worldbank.org/etools/docs/library/74068/china/ppt/oct30/lmaengl.pdf accessed October 23, 2008.

Wu, Hao（吴昊）. 2008. 中国妇女服饰与身体革命 (*The Revolution of Chinese Women's Clothing and Body*). 上海：东方出版中心 (Shanghai: The Orient Publishing Center).

Wu, Zhong. 2007. "China's Great Wall of Job Discrimination." *Asia Times Online*. June 20. At http://www.atimes,com/atimes/China_Business/IF20Cb01.html accessed September 14, 2008.

Xin, Zhigang. 2004. "Dissecting China's 'Middle Class.' " *China Daily*. At http://www.chinadaily.com.cn/english/doc/2004—10/27/Content_386060.htm accessed September 2, 2007.

Xinhua News Agency. 2005a. "Beauty Industry, a Potential Job Generator: CPPCC Member." March 4. At http://www.chinadaily.com.cn/english/doc/2005—03/04/content_421756.htm accessed May 20, 2008.

——. 2005b. "Students, Job-seekers Busy with Face-lifting in Summer." July 24. At http://news.xinhuanet.com/english/2005—07/24/content_3261457.htm accessed September 7, 2008.

——. 2007. "Survey: Employment Discrimination Persists in China." June 13. At http://news.xinhuanet.com/english/2007—06/13/content_6238655.htm accessed September 29, 2008.

——. 2009. "Interview: P&G Leader Sees Opportunity in Crisis." At http://news.xinhuanet.com/english/2009—02/23/content_10871 635.htm accessed June 20, 2009

Xinmin Evening News. 2005. 寻觅爱的涟漪 (Looking for the Ripple of Love). November 22, P. 9.

Xu, Feng. 2000. *Women Migrant Workers in China's Economic Reform*. Houndmills, Basingstoke: MacMillan; New York: St. Martin's Press.

Xu, Gray and Susan Feiner. 2007. "Meinü Jingji/China's Beauty Economy: Beauty Looks, Shifting Value, and Changing Place." *Feminist Economics* 13(3–4): 307–23.

Xu, Lishan（许黎珊）and Zhang Rui（张睿）. 2008. "Does 'Whitening Inection' Really Work Out Magically?"（"美白针"真那么神吗？）. *Market News*. June 18, P.1.

Xu, Min（徐敏）, and Qian Xiaofeng（钱宵峰）. 2002. 减肥广告与病态的苗条文化：关于大众传播对女性身体的文化控制 (Weight-Reducing Advertisements and Morbid Slim Culture: On Mass Media's Cultural Control of Women's Bodies). 妇女研究论丛 (*Collection of Women's Studies*)3: 22–29.

Xu, Xiaomin. 2004. "Man Goes under Knife for Handsome Guy." *China Daily*, April 9. At http://www.chinadaily.com.cn/english/doc/2004—04/09/content_321916.htm accessed August 23, 2009.

Xu, Xinjun（徐新军）ed. 2007. 中国美容发展简史 (*A Brief History of the Development of Chinese Cosmetology*). 光明日报出版社 (Guangming Daily Press).

Xue, Yuxiang（薛玉香）. 2005. 选美：后工业消费社会的男性话语 (Beauty Pageant-The Male Discourse in Post-Industrial Consumer Society). 广西社会科学

(*Guangxi Social Science*)115(1): 166–68.

Yan, Yunxiang. 2003. *Private Life under Socialism: Love, Intiinacy, and Family Change in a Chinese Village* 1949—1999. Stanford, CA: Stanford University Press.

Yang, Lan.1998. *Chinese Fiction of the Cultural Revolution*. Hong Kong: Hong Kong University Press.

——. 2002. "The Ideal Socialist Hero: Literary Conventions in Cultural Revolution Novels." In Woei Lien Chong, ed., *China's Great Proletarian Cultural Revolution: Master Narratives and Post-Mao Counternarratives*, pp. 185–211. Lanham, MD: Rowman and Littlefield Publishers.

Yang, Mayfair Mei-hui. 1999. "From Gender Erasure to Gender Difference: State Feminism, Consumer Sexuality, and a Feminist Public Sphere in China." In Mayfair Mei-hui Yang, ed., *Spaces of Their Own: Women's Public Sphere in Transnational China*, pp 35–67.Minneapolis, MN: University of Minnesota Press.

Yang, Nianqun（杨念群）. 2006. 再造"病人"：中西医冲突下的空间政治 1832-1985 (*Remaking "Patients"; Politic Space Under the Conflict between Traditional Chinese Medicine and Western Medicine* 1832—1985). 北京：中国人民大学出版社 (Beijing: China Renmin University Press).

Yang, Quanhe, and Guo Fei. 1996. "Occupational Attainment of Rural to Urban Temporary Economic Migrants in China, 1985—1990." *International Migration Review* 30(3): 771–87.

Yang, Shu（杨书）. 2005. 美丽：消费工业的"魔咒"——广告传媒中女性符号的社会文化学思考 (Beauty: the "Curse" of Consumption Industry-Social-Cultural Reflection on the Women-as-Symbols in Advertisements). 贵州大学学报 (*Journal of Guizhou University*)23(6): 92–98.

Yang, Xia（杨霞）. 2003. 广州青少年暑期"整容热" (Adolescents' Craze for Cosmetic Surgery in Summer Vacation in Guangzhou). 工人日报 (*Workers Daily*). September 2.

Yang, Xiaohui（杨潇慧）. 2002. "痛一下换张美脸"上海女学生暑期整容忙 ("Getting a Pretty Face through a Little Suffering of Pain" Shanghai Students Busy with Cosmetic Surgery in Summer Vacation). 新华网 (*Xinhuanet*). August

5. At http://news.xinhuanet.com/newscenter/2002—08/05/content_511277.htm accessed September 12, 2008.

Yang, Xueyun（杨雪云）. 2005. 消费社会的女性符号化倾向——“美女经济”的社会学透视 (On the Symbolic Significance of Beauty in the Consumer Society-Viewing“Beauty Economy”from a Sociological Perspective). 合肥工业大学学报，社会科学版 (*Journal of Hefei University of Technology, Social Science*)19(4): 48–51.

Yardley, Jim. 2004. “Beauty Contestant Fights for Right of Self-Improvement.” *The New York Times*. June 17. At http://query.nytimes.com/gst/fullpage.html?res=9D05E7D71F30F934A25755C0A9629C8B63 accessed March 16, 2008.

You, Haiyang（游海洋）. 2001. 好容貌 = 好工作 ?——学生暑期“整容热”透视 (Good Looks=Good Jobs?-EXploring Students' Craze for Cosmetic surgery in Summer Vacation).September 24. At http://news.sina.com.cn/s/2001—09—24/364473.html accessed September 11, 2008.

Zeng, Yiding. 2010. “The Representation of Modern Women in Yuefenpai in 1920s and 1930s Shanghai: A Comparison between the Calendar Posters of Zheng Mantuo and Hang Zhiying.” Master's Thesis. Lund University. Lund, Sweden.

Zhang, Disheng(Chang, Ti-Sheng 张涤生）. 1985. “Plastic Surgery in the New China.” *Annuals of Plastic Surgery* 15(4): 276–77.

——. 2003. 我国美容外科发展及现状 (The Development and Current Situation of Cosmetic Surgery in China). 中华医学美学美容杂志 (*Chinese Journal of Medical Aesthetics and Cosmetology*)9(4): 197–99.

——. 2005. 现代美容外科之我见 (My View on Modern Cosmetic Surgery). 中国实用美容整形外科杂志 (*Journal of Practical Aesthetic and Plastic Surgery*)16: foldout.

——. 2006. 神在形外——张涤生传 (*Biography of Ti-Sheng Chang*). 上海：上海交通大学出版社 (Shanghai: Shanghai Jiao Tong University Press).

Zhang, Liming（章立明）. 2001. 身体消费与性别本质主义 (Physical Consumption and Gender Essentialism). 妇女研究论丛 (*Collection of Woinen's Studies*)43(6): 57–60.

Zhang, Min（张敏）2004. 对大学女生整容现象的思考 (Some Ideas on the Phenomenon of Plastic Surgery of Female College Students). 重庆工业学院学报 (*Journal of Chongqing Institute of Technology*)18(3): 153–55.

Zhang, Ping（张萍）. 2009. 芭比的金融危机 (The Crisis of Barbie). 精品购物指南 (*Fine Goods Shopping Guide*). March 2. 1441(16). At http://dzb.sg.com.cn/stylelife/beijing/428523.shtml accessed August 21, 2009.

Zhang, Wenhe. 2006. "Chinese Magazine Industry: Clothes Horse for Global Fashion Brands." *Rising East Online* 4, May. At http://www.uel.ac.uk/risin-geast/archive04/essays/wenhe.htm accessed June 20, 2008.

Zhang, Xian（张贤）. 2007. 整容：看起来很美 (Cosmetic Surgery: It Looks Beautiful) September 24.At http://www.horiZonkey.com/showart.asp?art_id=682εtcat_id=4 accessed August 6, 2009.

Zhang, Xiaomei（张晓梅）. 2005. 中国美：中国第一本美女标准粉皮书 (*China Beauty: The First Pink Book of Standard Beautiful Woman in China*). 北京：新华出版社 (Beijing: Xinhua Press).

Zhang, Xiaomei（张晓梅）and Liu Jin（刘进）.2002. 中国美容美学 (*Chinese Beauty Aesthetics*). 成都：四川科学技术出版社 (Chengdu: Sichuan Publishing House of Science and Technology).

Zhang, Zhen. 2001. "Mediating Time: The Rice Bowl of Youth in Fin de Siècle Urban China." In Arjun Appadurai, ed., *Globalization*, pp. 131–54. Durham and London: Duke University Press.

Zhao, Ruimei（赵瑞美）. 2004. 改革开放以来我国职业性别隔离状况研究 (The Study of the Situation of the Occupational Gender Segregation since the Opening-up in China), 甘肃社会科学 (*Gansu Social Sciences*)4: 58–60.

Zhao, Xin and Russell Belk. 2008. "Advertising Consumer Culture in 1930s' Shanghai: Globalization and Localization in Yue Fen Pai." *Journal of Advertising* 37(2): 45–56.

Zhao, Xinpei（赵新培）.2003. 大中学女生寒假忙整容 (College and High School Girls Busy with Cosmetic Surgery in Winter Vacation). 北京青年报 (*Beijing Youth Daily*). February17.

Zhao, Yuezhi. 2002. "The Rich, the Laid-off, and the Criminal in Tabloid Tales: Read All about It!" In Perry Link, Richard Madsen and Paul G.Pickowiez, eds., *Popular China: Unofficial Culture in a Globalizing Society*, pp.111–35. Lanham, MD: Rowlnan and Littlefield.

Zhao, Zhenmin（赵振民）. 2006. 整形美容 (*Cosmetic Surgery*). 北京：化学工业出版社 (Beijing: Chemical Industry Press).

Zheng, Tiantian. 2004. "From Peasant Women to Bar Hostesses: Gender and Modernity in Post-Mao Dalian." In Arianne M.Gaetano and Tamara Jacka, eds., *On the Move: Women in Rural-to-Urban Migration in Contemporary China*, pp. 80–108. New York: Columbia University Press.

Zhou, Erjie and Li Huizi. 2005. "Cosmetic Beauties." September 25.At http://www. boloji.com/wfs4/wfs451.htm accessed September 12, 2008.

Zhou, Xiaolin（周孝麟）. 2004. 神奇的整形美容术 (*Magic Cosmetic Surgery*). 北京：科学技术文献出版社 (Beijing: Science and Technical Documentation Press).

Zhu, Hong（朱虹）. 2004. 打工妹的城市社会化——项关于农民工城市适应的经验研究 (Socialization of Female Farmer Workers in Urban Areas: An Empirical Study). 南京大学学报 (*Journal of Nanjing University*)41(6): 52–57.

致 谢

2010年，我向香港中文大学人类学系提交了博士论文，本书在论文基础上进行了修改。首先，要衷心感谢我的导师麦高登教授，谢谢他在论文和本书写作各个阶段对我的指导，没有他的无私支持和不断鼓励，这本书就不会面世。过去几年间，他仔细阅读并修改了我的每一版论文和书稿，给出了很多启发性建议，对我而言他是最好的导师。同时，非常感谢我的另外几位论文指导委员。衷心感谢陈志明教授多年来的支持和在论文写作中给出的中肯建议，特别是他为我树立的学术榜样。因为他的博学多识，我在香港的研究生生涯得到极大丰富。特别感谢谭少薇教授的批评观点、启发建议和详细指导。由衷感谢哈佛大学的华若璧教授同意以外部审查员身份加入我的论文指导委员会，感谢她给予我的学术启发、精辟点评和建设性意见。

感谢我在香港中文大学人类学系的老师们。谢谢张展鸿老师、林舟老师、吕烈丹老师、萨乐佳老师、吴科萍老师和王丹凝老师的批评性学术帮助。尤其感谢吴科萍老师的友情、慷慨和鼓励。

本书第三章的部分内容曾刊登在香港中文大学出版社的《亚洲人类学报》第八卷第89—107页，感谢中文大学出版社同意我在此书中再次使用。

非常感谢我在香港的朋友们对我的友谊、支持和鼓励。谢谢罗盼、苏敏和段颖多次与我展开有趣而富有启发性的讨论。谢谢Yip Ping和朱玉静的热心和友情。特别感谢Stephen Yeung为我在港期间提供的无私帮助。

感谢清华大学的景军教授，最初是他建议我选择了这个研究课题，后来也是他帮我联系了实地调查的场所。谢谢清华大学的张小军教授与我进行深入的讨论，启发我的思维。非常感谢Sanjeev Pokharel，Debra McKeown和钱先茹帮我阅读论文的部分初稿。谢谢张亚楠和Elina Nikulainen进行本书部分原稿的校对并提供有益建议。

和所有民族志学的研究一样，本书成型有赖于众多北京朋友提供的热心帮助。由衷感谢郝璐璐让我进入她的生活，除了分享她自己的经历，她还帮助我与北京的整形美容行业建立联系。同时也谢谢李静、Si Sanba和崔建伟，他们在实地调查期间对我帮助良多。特别感谢所有没有提到名字的采访对象与我分享他们的故事，在本书中他们会以化名出现。通过他们的故事，我了解到他们所经历过的喜悦和挣扎。

在本书的研究和写作过程中，我父亲因中风卧床不起。家人的情感支持和鼓励对我继续这项研究至关重要。最后，如果没有爱人钱峰对我的爱、耐心、支持和精神动力，本书不可能完成。谨以此书献给钱峰。

还有很多帮助我完成这项研究的人，名字无法在此一一列出，但我将铭记在心。毋庸置疑，书中存在的错误由我承担唯一责任。

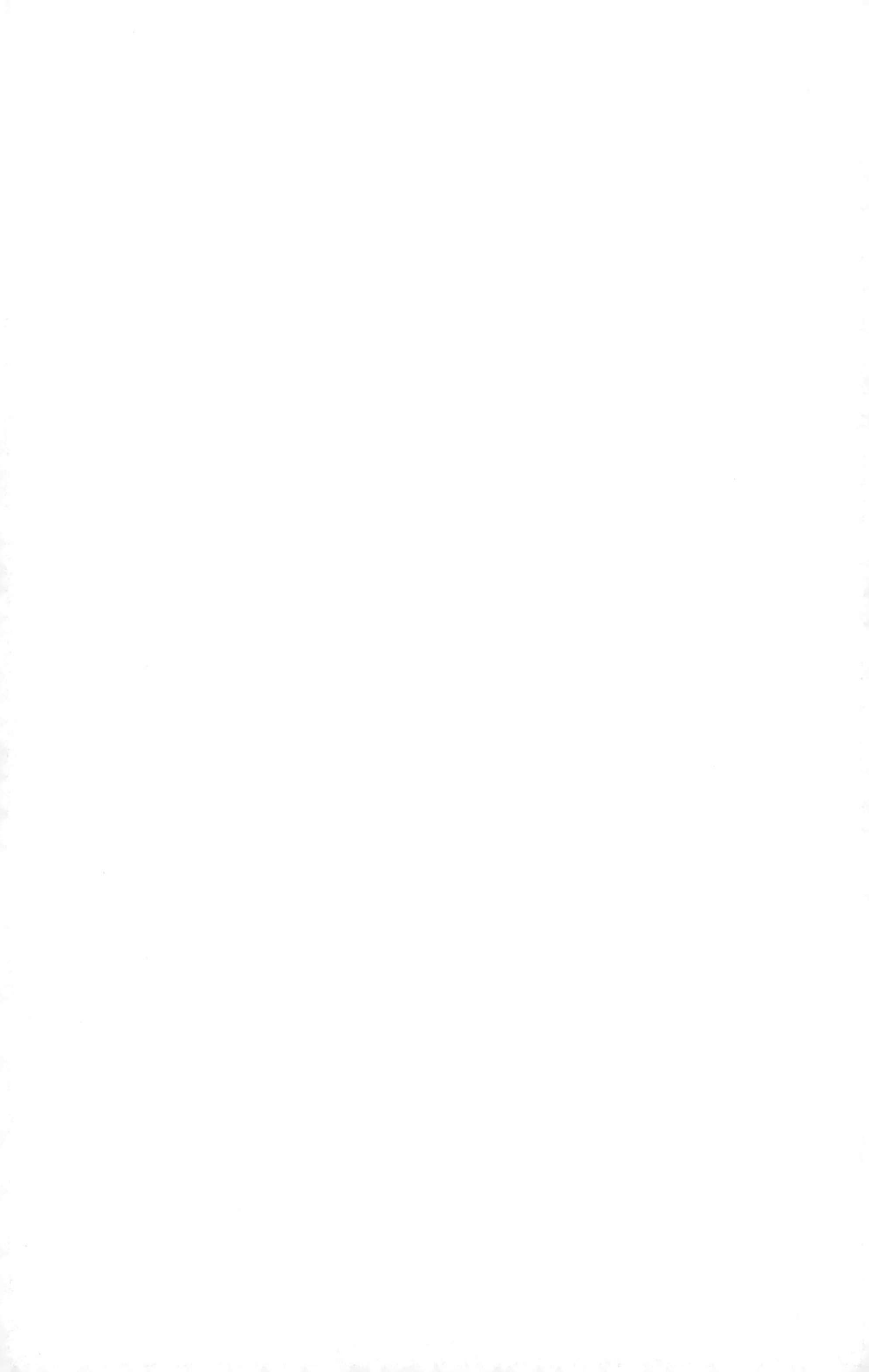